沒來由的病痛

腸

也知道答案

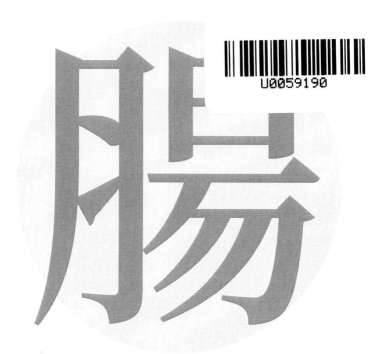

丁彬彬 —— 著

阿斯匹靈能防癌？肝膽排石是否可靠？
胰臟竟然會自殘？來一場消化系統的科普之旅

明明外表看起來不胖、血脂也不高，卻罹患了 脂肪肝 ？
不是危言聳聽！嚴重排便困難，竟誘發了 急性左心衰竭 ？
一根指頭摸出直腸高分化腺癌，讓腫瘤無所遁形的 肛門指診 ！

大腸癌、膽結石、胰臟炎……造成這些疾病的元凶，其實就潛藏
在你我的生活中！

目錄

目錄

目錄

目錄

參考文獻

後記

序一　傳遞醫學溫度的科普

　　十月的一天，一個年輕人走進我的辦公室，他說：「院長，我想請您幫我的書寫『序』。」

　　他叫丁彬彬，消化內科主治醫師，認識他首先是從醫院官方帳號開始，他發表過很多科普文章，有時也會寫一些行醫感悟，但凡讀過他文章的人，都知道他文筆細膩、文風嚴謹，無論在同事還是患者那裡，都有不錯的口碑。

　　如今，這樣一名優秀的醫生又要出版一本科普圖書，所以我非常高興接受他的邀請來為這本書作序。

　　在和彬彬聊天的時候，我對他說，雖然我是院長，但同時也是一名骨科副主任醫師，我也是從一名普通醫生過來的，對於醫學，我有著自己獨特的感觸，很多人覺得醫學是冰冷的，這是不對的，醫學應該有溫度，也需要有溫度。

　　只要有溫度，溫暖就可以傳遞，循環，生生不息。

　　那麼，醫學的溫度如何傳遞？

　　我曾與很多年輕醫生探討過這個問題，他們說到了醫患溝通，說到了醫者的仁愛之心，也說到了醫生的信念與勇氣，但

序一
傳遞醫學溫度的科普

是，我覺得有一點同樣很重要，那就是做好科普。

這一點在與彬彬的談話中，我感觸頗深。

首先，一名年輕醫生能利用自己的休閒時間去寫科普，這就很難得。醫生寫科普，除了要給同行看，給患者看，更重要的受益者還是大眾。過去，因為缺少發達的網路，再加上醫生的重點都放在專業學術上，缺少通俗易懂的科普知識，一旦某些重大疫情發生時，總是會謠言滿天飛，但網路的發展讓我們迎來了新媒體，如今很多醫生都建立了自己的官方帳號、粉絲專頁，有些粉絲達到了 10 萬、20 萬，甚至破百萬，透過及時更新科普文章，在短短的幾小時之內，就可以獲得很大的閱讀量，想想看，這將會為整個社會帶來多麼大的益處。科普的普及，讓越來越多的人能夠了解疾病、認識健康，從而更好地做到預防，也有效遏制了某些以假亂真的謠言，讓大眾掌握了可靠的健康知識。

其次，科普的溫度來源於科普者的內心。一名優秀的科普工作者往往要具備耐心、決心和恆心，三天打魚兩天晒網是不行的，沒有熱情也是不行的，正因為熱愛，正因為無私奉獻的高貴品格，所以才會一直堅持去做科普。聽彬彬說，他已經堅持科普創作五年，我非常欣慰，正因為這份執著和熱情，才使得他寫出來的科普一點都不冰冷，我認為文字是有溫度的，它

們如同一個個鮮活的生命，躍然紙上。

最後，有溫度的科普文章才能更普及。我與彬彬探討了學術與科普的區別，我們一致認為雖然學術對於醫生很重要，比如《科學引文索引》（SCI）文章，但它卻無法普及，非醫學人士看不懂，有時也難以接觸到，但科普文章就不同了，它以科學為基礎，普及才是目的，如果醫生像寫學術那樣寫科普，它將失去溫度，大眾也不會願意看，如果醫生能夠為其穿上「溫度」的外衣，則一切截然不同。好的科普，有溫度的科普，不應該是沉悶刻板，它應該生動有趣，也應該能打動人心，有時我們看到好的科普文章，會哈哈大笑，有時我們看到融入行醫手記的科普文章，也會被其中真摯的感情所打動，這就是有溫度的科普文章。

如今，堅持了五年科普創作的彬彬，終於用半年左右的時間寫了一本消化科普圖書。

我花了很長時間來閱讀，一直到今天才動筆，依然還是那個文筆細膩、文風嚴謹的彬彬，寫出來的東西也是那麼真摯，所以我認為這是一本有誠意的科普圖書。

彬彬用 20 幾萬字詳細描述了整個消化系統的常見病、多發病，加入了真實的行醫手記，讓看似簡單的科普文章有了人文精神，我相信，有幸看過這本書的人，一定會有所收穫。

序一
傳遞醫學溫度的科普

　　比如他在書中寫的有關消化道異物、消化道腫瘤、幽門螺桿菌、腸道益生菌、食品安全，以及喝酒和如何正確用藥等方面的科普知識，都與我們日常的生活方式密切相關，用一句流行的話說：非常接地氣。

　　我相信有很多人在讀這本書之前還保持著某些不健康的生活方式，或者自認為正確其實卻是錯誤的家庭用藥、急救知識。我推薦你們來看這本書，相信看完後一定會受益匪淺。

　　作為人體器官最多的系統，消化系統是否正常，直接關係著我們的健康，正如彬彬所說，他身為消化內科的主治醫師，在臨床一線工作了很多年，各種疑難病例、經驗累積為他的科普創作提供了無窮的素材。工作的時候，他耐心與患者溝通，將複雜的醫學概念轉化為通俗易懂的知識告知患者，他與很多患者長期保持 LINE、電話聯絡，長時間的追蹤隨訪甚至與他們成為了很好的朋友，而業餘時間創作科普的時候，他又把這些點點滴滴記錄下來，讓更多的人了解科普，掌握知識。據我所知，迄今為止，他已經創作科普文章達上百萬字，10 萬以上閱讀量的文章數不勝數，而超過百萬閱讀量的文章也有很多。

　　溫暖是可以傳遞的，也是可以循環的。醫學的溫度，就是從一顆心到另一顆心的溫度。兩顆心交流碰撞，就會產生巨大的正能量，匯聚成不可阻擋的正暖流。

身為一名院長，我很欣慰看到醫院的員工除了能做好本職工作，還能積極參與科普創作，為更多的人提供幫助，我也希望更多優秀的醫生能夠像彬彬一樣，保持良好的醫學素養和社會責任感，做真正有溫度的科普。

蔡安烈

序二

序二

　　當我受到丁彬彬醫生邀請我為他的科普書作序時，真的是有點意外，更是讓我有一點好奇。我一直對醫學知識的科普很感興趣。直覺讓我覺得這個醫生有很強的探索精神，所以我就讓他把書稿傳了過來。

　　在閱讀的過程中，我被他生動的語言和巧妙的構思所吸引，也為他嚴謹的學風所感染。我認為這本書不是簡單地介紹一些基本的知識，而是將消化病學中的許多個熱點問題進行了深入淺出、通俗易懂的討論。並且他的每一個論述都力爭準確，每一個觀點都有據可查。因此，這是一部非常優秀的科普作品。

　　這使我想起了我在童年時最喜歡的一套書《十萬個為什麼》。記得《十萬個為什麼》每個開篇都是一個非常生動的故事，正是這些故事勾起了我探究的渴望，然後一直將一個章節讀完。透過一個個故事的講述和一個個為什麼的解答，使我學到了很多的科學知識。我覺得就是從那時起，我真正地愛上了科學，愛上了去探究世界的祕密。

醫學科學是一門特別深奧複雜的學問。在許多人看來是既神祕又高深，既重要又遙遠。在這個網路資訊時代，每個人都十分的繁忙，有時真的感覺最大的困擾是沒有辦法去接收和處理那些漫天飛舞的，來自各個方面的無序的、真假混雜的資訊，更是很難靜下心來認真地去分析、品味、鑑賞和消化那些有用的、真實的資訊。

隨著生活水準的逐步提高，人們對健康的追求也越來越高，也有越來越多的人關心自己的健康，渴望學習和掌握一些正確的醫學和健康知識為自己的身體保駕護航。但是那些艱澀難懂的醫學書籍，沒有 7 年大學的寒窗苦讀，是沒有多少人能夠理解和掌握的。而很多打著養生旗號的偽科學，占據了醫學科普的陣地，誤導了一大批渴望健康的百姓。

在我們的臨床工作中，因為缺乏醫療常識，因為吸收了錯誤的資訊和觀念，甚至上了虛假廣告的當而致病或者導致延誤治療的例子比比皆是。因此，用科學的方法向各位讀者灌輸正確的知識，是一件刻不容緩的事情。

讀了丁彬彬醫生所寫的這本書，我能夠深切地體會到他所付出的巨大努力和艱辛勞動。他用精心的構思，在每個章節都給人一個引人入勝的開始，使每個人都能充滿好奇心地把整個故事讀下來。這種通俗易懂、循循善誘的寫作方法，讓大家在

輕鬆的語境下學到了科學、準確的醫學知識。

　　他所介紹的內容，包含了巨大的資訊量，可以想像他是閱讀了大量的文獻才能夠完成這部作品。而且他的每一個故事的科學基礎都是非常準確的，除了大量閱讀，扎實的臨床功底、縝密的臨床思維和精心的推敲寫作更是完成這部作品的堅實基礎。

　　一個年輕人在完成繁重的醫療工作的同時，還能夠抽出時間寫出這樣一本科普作品來，他所付出的努力是可想而知的。這樣一本科普作品並不遜色於一篇 SCI 文章，因為對於百姓的健康來說，它同樣具有重大的意義。

　　因此，我相信丁彬彬這本書一定會得到各位讀者的青睞，也會成為臨床醫護人員的案頭參考書，它會幫助我們學習怎樣用更加通俗易懂的語言去和病人溝通。

　　相信會有越來越多的人喜歡他的作品。同時我也希望丁彬彬醫生繼續努力，把更多更好的資訊、更多更好的作品奉獻給大家。

劉冰熔

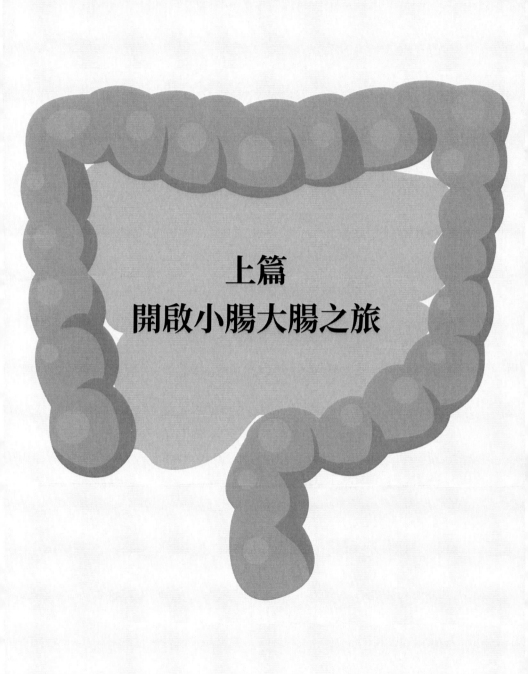

上篇
開啟小腸大腸之旅

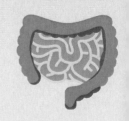

第一章　益生菌和益生元究竟有什麼區別？

　　深夜，我和十萬君堅守在醫生值班室，十萬君忙完手頭的工作，就開始看書，他翻開這一頁，剛好講的是有關腸道益生菌的知識，他看得津津有味。

　　我將腦袋湊過去，腸道益生菌，這可是近幾年的熱門研究課題啊！

　　我們都知道胃裡有幽門螺桿菌（Helicobacter pylori），它的發現揭開了人們對胃內微生物的新認知，有人稱其為劃時代的發現。正因如此，發現者馬歇爾和沃倫共同榮獲了諾貝爾生理學或醫學獎，但是你知道腸道益生菌的發現同樣意義深遠嗎？如同幽門螺桿菌的發現一樣，益生菌的發現也揭開了人們對腸道微生物的新認知。

益生元和益生菌有何區別？

　　如果你認真觀察，就會發現益生菌與我們的生活越來越密不可分，各種有關益生菌的藥品、食品琳瑯滿目，人們可以選擇的種類越來越多。說到這，十萬君新的疑問來了：原來在逛超市的時候他發現了兩種優酪乳，一種是含有益生菌

（probiotics）的，一種則是含有益生元（prebiotics）的，只有一字之差，那麼益生菌和益生元究竟有什麼區別？在選擇的時候，我們究竟應該選擇益生菌，還是應該選擇益生元呢？

我對十萬君說，雖然益生菌和益生元的名字聽起來有點雙胞胎的味道，但它們本質上其實差別很大，要想了解兩者的區別，我們首先要知道它們的定義。益生菌是一類能夠促進宿主腸內微生物菌群的生態平衡，對宿主健康和生理功能產生有益作用的活性微生物，其作用主要是經攝取至宿主體內後，能改善腸道菌群結構、促進腸道中有益菌的增殖、抑制有害菌的生長，從而有利於抵禦各種腸道疾病的發生。其實益生菌一詞最早來源於希臘語，意思是「對生命有益」，人類對益生菌的研發大約在 100 年前。西元 1899 年，法國人亨利・德席爾（Henry Tissier）從健康母乳餵養的嬰兒糞便中分離到了被稱為益生菌鼻祖的第一株菌 —— 比菲德氏菌（Bifidobacterium bifidum，當時稱為雙叉桿菌）。1900-1901 年，丹麥人奧拉 - 嚴森（OrIa-JerlSerl）首次對乳酸菌進行了分類。1905 年，保加利亞科學家賽德蒙・格里戈羅夫（Stamen Grigorov）第一次發現並從優酪乳中分離了「保加利亞乳酸桿菌」（Lactobacillus delbrueckii subsp. bulgaricus），同時向世界宣傳保加利亞優酪乳。1965 年，莉莉（Lilly D.M.）和史迪威（Stillwell R.H.）首次使用益生菌這個詞，並把它概述為一種由微生物產生的、

可以刺激其他微生物生長的物質，但隨著研究的深入，益生菌的定義也被屢次修改。1987 年，羅伊‧富勒（Roy Fuller）把益生菌定義為能夠促進腸內菌群生態平衡，並對宿主產生有益作用的活的微生物製劑，強調益生菌必須是活的微生物成員，其死菌及代謝產物則不包括在內，這是目前全世界使用最廣泛的益生菌定義。1992 年，富勒在原有定義的基礎上又對益生菌做了更為詳細的描述，作為製劑應符合以下標準：益生菌必須具有存活能力，並能進行工業化規模生產，在使用和儲存期間，應保持存活狀態和穩定；在腸內或其他生存環境內具有存活能力（不一定繁殖），必須對宿主產生有益的作用，無毒、無害、安全、無不良反應。

　　至於益生元，則是一種不被消化或難以被消化的食物成分，屬於膳食補充劑，這些成分透過選擇性地刺激結腸內細菌的增殖和（或）活性，從而有益於宿主的健康。

　　有關益生元的定義最早是在 1995 年由吉普森（Glenn Gibson）教授與布魯塞爾的馬歇爾（Marcel Roberfroid）教授首次提出，2011 年國際益生菌與益生元研究會對益生元有較詳細的闡述，大致範圍有三點。第一點，益生元不被消化；第二點，益生元能被腸道細菌發酵；第三點，益生元能選擇性地刺激腸道菌群的生長和（或）活性。

　　「益生菌和益生元的組合成分包括哪些？」十萬君問道。

我對十萬君說，益生菌定植於人體腸道內，它的種類其實非常多，醫學上目前將其分為七大類。第一類，乳桿菌屬（Lactobacillus）：德氏乳桿菌（Lactobacillus delbrueckii）、短乳桿菌（Lactobacillus brevis）、植物乳桿菌（Lactobacillus plantarum）、鼠李糖乳桿菌（Lactobacillus rhamnosus）等；第二類，雙歧桿菌屬（Bifidobacterium）：青春雙歧桿菌（Bifidobacterium adolescentis）、比菲德氏菌、嬰兒雙歧桿菌（Bifidobacterium infantis）、乳雙歧桿菌（Bifidobacterium lactis）等；第三類，腸球菌屬（Enterococcus）：糞腸球菌（Enterococcus faecalis）和屎腸球菌（Enterococcus faecium）；第四類，鏈球菌屬（Streptococcus）：嗜熱鏈球菌（Streptococcus thermophilus）、乳酸鏈球菌（Streptococcus lactis）等；第五類，芽孢桿菌屬（Bacillus）：枯草桿菌（Bacillus subtilis）、蠟樣芽孢桿菌（Bacillus cereus）、地衣芽孢桿菌（Bacillus licheniformis）、凝結芽孢桿菌（Bacillus coagulans）等；第六類，梭菌屬（Clostridium）：主要為酪酸梭菌（Clostridium butyricum）；第七類，酵母屬（Saccharomyces）：主要是布拉酵母菌（Saccharomyces boulardii）。

雖然益生菌數目多，但我們日常生活中最常接觸到的主要

是雙歧桿菌類和乳桿菌類，不管是益生菌藥物還是益生菌食品，它們攜帶的活菌成分也基本是這兩種。

至於益生元，它主要包括菊糖（inulin）和果寡醣（fructooligosaccharides, FOS），其他醣類如半乳寡醣（galacto-oligosaccharides, GOS）、乳果糖（lactulose）、異麥芽寡醣（isomalto-oligosaccharides, IMO）等均被認為是益生元研製的候選品，益生元作為一種功能性寡醣，由 2 ～ 10 個相同或不同的單醣以醣苷鍵（glycosidic bond）聚合而成，具有醣類的某些共同特性，因此可直接替代醣類作為配料加入食品中。

「那麼益生菌和益生元的優點分別是什麼？」十萬君追問。

我們都知道胃內寄生菌幽門螺桿菌是一種有害細菌，如果感染了這種細菌，有可能會誘發多種胃部疾病，與幽門螺桿菌不同的是，腸內益生菌是一種有益細菌，如果這種細菌數目減少，也會增加多種腸道疾病的發生風險。

可以說，益生菌與腸道健康密不可分，有人將其稱為腸道清道夫，研究發現，益生菌之所以能夠促進腸道健康，主要有以下四點作用。

1. 益生菌能夠產酸，促使腸道 pH 下降，低 pH 有利於鈣和維他命 D 的吸收。益生菌還能促進多種維他命的合成，產生有利於維他命吸收的環境。

2. 它可以減輕腸道的發炎反應，益生菌透過抑制發炎反應的各種訊號通路來抑制慢性發炎反應的發生，比如它能夠抑制炎性細胞核因子 -κB 的活化及炎性細胞因子腫瘤壞死因子 -α 的產生及分泌，從而減輕腸道發炎反應。我們都知道很多發炎性腸道疾病（inflammatory bowel disease, IBD），比如急、慢性結腸炎，大腸激躁症（irritable bowel syndrome, IBS），大量的臨床試驗和資料證實這三類患者補充益生菌是有效的。

3. 它可以增強免疫反應（immune response），益生菌不僅可抑制腸道內寄生的有害細菌、分解腸腔內的病原體，而且能誘導腸黏膜免疫系統發揮作用，從而殺滅病原體。

4. 益生菌還能夠促進腸蠕動，減少糞便中的毒素與腸黏膜接觸的時間，及時抑制和清除腐敗細菌，降低大腸癌的發病風險。多項臨床研究顯示，對放化療或手術週術期（perioperative period，手術全期）患者口服雙歧桿菌等益生菌，能有效保護結腸癌術後的腸屏障功能和降低術後感染性併發症的發生率。

　　至於益生元，我更傾向於將其稱為腸道衛士。雖然有關益生元的研究還沒有益生菌那麼深入，但是它的優勢不但突出，而且令我們充滿期待，這裡我同樣從四個方面來分析它的優點。

1. 我們都知道益生元是一種不被消化或難以被消化的食物成

分，是膳食補充劑，有人將其視為膳食纖維的一部分，所以它能夠增加胃腸蠕動，對改善便祕有一定功效。

2. 益生元同樣有調節腸道菌群平衡的功效，益生元可以幫助恢復腸內細菌平衡，透過選擇性地刺激某特定菌群來恢復平衡，這種刺激可以是直接的（被選擇的細菌在益生元上生長）或是間接的（一些細菌釋放對其他細菌生長有益的物質）。眾所周知，腸道菌群的平衡對預防多種腸道疾病至關重要。

3. 益生元也可以透過對腸道有益菌的調節來影響宿主的免疫力，它能夠促進腸道產生對抗病原菌的免疫球蛋白 A（immunoglobulin A, IgA），從而提高腸道的自我保護能力，避免有害細菌入侵。

4. 越來越多的臨床研究顯示，益生元不但有益於腸道健康，還能促進人體對鈣、鎂、磷和鐵等礦物元素的吸收，可以促進兒童的生長和防止骨質疏鬆。另外，它還能夠調節肝臟中脂肪的代謝機制，有降低膽固醇的功效。

益生元和益生菌可以同時使用嗎？

「老師，既然益生菌和益生元都那麼好，選擇起來還真有點困難，那麼它們可以同時使用嗎？」

「當然可以，你知道合益素（synbiotics）嗎？這個高大上

的名字，說通俗點就是益生菌和益生元的合體，也稱為益生合劑。」在歐洲國家，合益素作為一種食品被人們所接受。近幾年已有國外研究證明，在調節腸道菌群方面，作為益生合劑的合益素比單獨使用益生菌或益生元有更好的效果，所以當你為選擇益生菌還是益生元而煩惱的時候，你完全可以左手一瓶益生菌，右手一瓶益生元。

「哈哈，明天上午我就跑超市來一個二合一。」十萬君笑著說。

「你小子可別撐著了，即便要補充，兩者最好要隔開一段時間，不然，腸道會受不了的！」

益生菌和益生元的優勢毋庸置疑，迄今為止，我們都知道很多人都可以使用益生菌和益生元。事實上，有關益生菌和益生元的食品正越來越受大眾歡迎。我們可以看到很多年輕人使用，也可以看到很多老年人使用，但是新的問題來了：兒童也可以使用益生菌和益生元嗎？

這是很多媽媽關心的話題，我們都知道嬰兒剛出生時的腸道處於無菌狀態，之後的一週內便開始有細菌的植入，其中嬰兒腸道菌群的形成主要受分娩方式、餵養方式、接觸到人或物、藥物的使用、環境及遺傳等因素的影響。而且嬰兒的腸道微生物環境變化很快，大部分第一週檢測出的微生物在第二週之後就消失了。在前三個月內，嬰兒的腸道微生物一直以這樣

的速率變化著。這與成年人一年內 95％ 微生物種類不變的現象不同。

剛出生的嬰兒特別是早產兒的腸道屏障功能尚不成熟，容易透過抗原（antigen, Ag）而引起腸黏膜不同程度的損傷，嬰兒易受感染，滲透性的增加會導致腸道菌群失衡，也容易引起嬰兒對食物的過敏反應，因此儘早健全嬰兒的腸道屏障功能至關重要。

我們都知道母乳餵養的嬰兒比人工餵養的嬰兒更不易患病和被感染，其中很重要的原因就是母乳中含有寡醣。研究發現母乳寡醣是一組在母乳中含量非常豐富、由超過 150 種不同寡醣組成的複合醣，它作為可溶性的誘導受體，能夠阻斷病毒、細菌、寄生蟲等病原體與上皮細胞表面多醣的黏附，降低病原體的定植和入侵，從而產生預防多系統感染的作用。

我之前說過，益生元的主要成分其實就是寡醣，而且這種成分和母乳中的寡醣非常相似，所以有人將母乳中的寡醣稱為天然的益生元。

寡醣被發現後，有人就提出了這樣的想法：對於無法母乳餵養的嬰兒，可否透過在奶粉中加入寡醣，然後再進行人工餵養？事實上，的確有人這麼做了。國外有研究發現，採用 90％ 的半乳寡醣和 10％ 的果寡醣，按比例製成嬰兒混合配方食品，對早產兒和足月兒進行人工餵養，並設置人母乳餵養組和未用

混合配方食品餵養組與其作為對照。結果顯示，混合配方餵養組的雙歧桿菌數顯著高於未採用混合配方餵養組，與人母乳餵養組非常相似，而且糞便中產生的短鏈脂肪酸（short-chain fatty acids, SCFAs）的量與人母乳餵養組相一致。

至於益生菌，我們都知道腹瀉和便祕是兒童常見的疾病，它們發生的重要機制之一就是兒童腸道菌群尚未成熟穩定。另外，國內兒童抗生素的使用量也非常大，我們都知道，抗生素對於益生菌來說，簡直是冷面殺手。所以對處於生長發育期的兒童，適當補充一些含有益生菌的食品，能夠改善腹瀉和便祕的症狀，恢復腸道健康。

至於藥店裡銷售的兒童益生菌藥物，雖然也屬於益生菌製劑，但在選擇的時候，我們還是要小心翼翼，前段提過，腹瀉和便祕是兒童常見的疾病，它們發生的重要機制之一就是兒童腸道菌群尚未成熟穩定，但這並不意味著沒有其他的病因。如果一味地將益生菌當作萬能藥，反而可能掩蓋其他的病情，所以我的建議是選擇益生菌藥品的時候，最好先諮詢專業醫生。

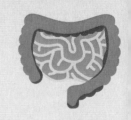

第二章　腸道裡的江湖

　　自從聽我講了有關益生菌的知識後，十萬君就對整個腸道的細菌充滿了興趣，所以他有了新的問題，「老師，人體腸道裡究竟有多少細菌？」

　　我對十萬君說：「在知道準確的數字前，我們首先得了解腸道細菌包括哪些。」

腸道裡的江湖

　　關於益生菌，大家並不陌生。顧名思義，它是指對我們腸道有益的細菌。有人奇思妙想，要是腸道裡只有益生菌就好了。想想看，那麼多益生菌，足以讓我們的腸道變得更強大！

　　想法固然好，但是這個世界的萬物永遠是相對的，好比陰陽平衡，始終相互克制，舉個簡單的例子，人人都期望這個世界全是好人，但事實是壞人一樣存在。

　　我們的腸道同樣如此，它不可能只擁有益生菌，實際情況是它還擁有中性菌和有害菌。所謂中性菌，我們也常稱其為條件致病菌，它們在正常情況下對健康有益，一旦增殖失控，或從腸道轉移到身體其他部位，就可能引發許多問題，常見的有大腸桿菌和腸球菌。

至於有害菌，它同樣是腸道菌群的重要組成部分。它之所以有害，是因為數量一旦失控就會大量生長，從而引發多種疾病，產生致癌物等有害物質，或者影響免疫系統的功能，有害菌的代表性菌種有痢疾桿菌（志賀氏菌，Shigella）和沙門氏菌（Salmonella）。

「每個人腸道內的細菌組成都是完全一樣的嗎？」我望著十萬君問道，他只是搖了搖頭，但具體原因卻說不出來。

我告訴他，人體腸道內棲息著約 500 種以上的細菌，其總數接近於 $10^{13} \sim 10^{14}$ 菌落形成單位（colony-forming units, CFU），腸道內的大部分細菌定植於人體結腸內，其中每克腸內容物細菌含量高達 10^{12}CFU，益生菌數量是有害菌的一千倍到一萬倍。

即便每個人的腸道都攜帶了多種細菌，我們卻只能說所有人的腸道菌群組成大致相似，沒有兩個人是完全一樣的。舉個簡單的例子，這就好比每個人的指紋，在這個世界上，你絕對找不到指紋一樣的人。同理，你也絕對找不到腸道菌群一模一樣的人。

另外，在這個神奇的微生物世界裡，其實每天都在發生驚心動魄的變化，所以即便對於個體而言，今天的腸道菌群和昨天的相比，也不可能是一模一樣的。鑑於腸道菌群獨特的、明顯的個體化特徵，人們又稱其為人體的第二指紋。

「哪些因素會影響腸道菌群的組成？」十萬君這個問題問得非常好。隨著人們對益生菌的深入了解，即便很多人時常補充益生菌，但還是碰到這樣的困惑：為什麼補充之後腸道的情況一樣很糟糕，益生菌都到哪裡去了？

其實腸道菌群和流動的血液一樣，它並不是時時刻刻靜止的。有益菌、有害菌和中性菌，三種細菌始終處於一個動態平衡狀態。可是我們肉眼無法看到的微生物世界，戰況遠比我們想像的還要激烈。有害菌時刻想擴大自己的陣容，中性菌隔岸觀火，隨時可能成為偽軍，有益菌雖然備受歡迎，但是它們的霸主地位也時刻受到挑戰。

一言不合，兵戎相見！可是你知道嗎？外部因素很有可能決定鹿死誰手！

1. 對腸道菌群影響最大的首先要屬抗生素。有研究發現，即使只使用一次抗生素，也會減少有益菌，進而增加有害菌的致病性，如果長期使用抗生素，對腸道菌群的傷害更是不可估量，大量的有益菌會被殺死，中性菌會變成偽軍，和有害菌一起成為腸道菌群新的主宰，它們帶來的危害可想而知，即便沒有長期使用抗生素，短期內停用，某些有益菌也無法立刻得到恢復，而且它們恢復的時間同樣令人目瞪口呆，有的竟然需要半年甚至更長的時間。

2. 除了抗生素外，飲食與腸道菌群的狀態同樣密不可分。

有人曾經問我，這個世界上有絕對無菌的食物嗎？當然沒有。相反，如果真有無菌食物，對身體的影響其實是非常恐怖的。我們都知道，腸道菌群的組成很多來自食物，如果沒有食物，就不可能有龐大的腸道細菌，沒有腸道細菌，腸道裡的有害物質就無法及時排出。但是如果我們的飲食出現某些問題，那腸道菌群可能就會紊亂不堪了。

比如我們進食了變質腐敗的食物，我們都知道變質的食物裡很有可能含有變形桿菌（Proteus）、假單胞菌（Pseudomonas）、產氣莢膜梭菌（Clostridium perfringens）和痢疾桿菌等，它們入侵腸道後不但可能引起食物中毒，還有可能誘發桿菌性痢疾等急性腸道傳染病。比如我們沒有注意合理的飲食搭配，每天過量攝取高脂肪、高蛋白類食物，至於新鮮的蔬菜和水果則從來不吃，沒有補充適量的纖維素，那麼腸道的有益菌就會不堪重負，土崩瓦解。我們都知道高脂肪、高蛋白類食物會加重腸道的負擔，大便無法及時排出腸道，糞便中大量的毒素會成為有害菌的天然培養基，有害菌是機會主義者，一旦給了它們壯大的機會，它們往往會在很短的時間裡瘋狂生長，如同瘟疫一般肆虐。

3. 隨著對腸道菌群研究的深入，人們也開始發現，腸道菌群如同大腦一般，即便是身體再細微的改變，也會引起它們

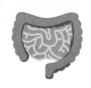

的激烈反應。所以有人提出了這樣的設想：精神因素會引起腸道菌群的失衡嗎？我們都知道健康的人的腸黏膜存在化學屏障（chemical barriers）和免疫屏障（immune barriers），化學屏障由腸黏膜上皮分泌的黏液和消化液構成，免疫屏障則是由腸相關淋巴組織、腸繫膜淋巴結（mesenteric lymph nodes, MLN）、肝臟庫佛氏細胞（Kupffer cell）和漿細胞（plasma cell）產生的分泌型抗體（secretory IgA, SIgA）及免疫細胞分泌的防禦素構成的，它們都是重要的防禦體系，腸道每天都可能遭受微生物的攻擊，但是防禦體系的存在可以有效預防這些微生物的入侵。而精神因素，比如焦慮和憂鬱，則可能讓化學屏障出現分泌異常，抵抗力的下降也會讓免疫屏障出現漏洞，內憂外患，使得腸道菌群紊亂的可能性大為增加。國外就有這樣的文獻報導，心理壓力會減少腸道裡乳酸桿菌的數量，卻增加了一些如大腸桿菌和綠膿桿菌等有害菌的數量，可見，這不是空穴來風！

腸道菌群和腸外疾病有關嗎？

到目前為止，腸道菌群失調會對腸道健康產生影響，這點毋庸置疑，我之前已經詳細講述了益生菌和腸道健康的關係，此處不再重複。新的疑問是，除了影響腸道健康，腸道菌

群還和腸外疾病有關嗎？隨著研究的深入，一些有關腸道菌群的新發現總能讓我們腦洞大開。比如腸道菌群可能和肥胖有關。有研究發現，肥胖者與瘦者相比，其腸道中厚壁菌門（Firmicutes）相對比例上升，而擬桿菌門（Bacteroidetes）相對比例下降，腸內厚壁菌門多於擬桿菌門導致食物中的熱量被更有效地吸收，從而引起肥胖。其次，也有研究發現肥胖是一種慢性疾病，它的特徵是腸道的能動性改變與持續的輕度發炎，很多肥胖者都喜歡進食高脂肪食物，高脂肪食物會破壞腸道菌群的平衡，導致有益菌減少、有害菌增多，腸黏膜屏障受損，導致腸道通透性增加，使得脂多醣（lipopolysaccharide, LPS）等內毒素（endotoxin）進入人體。被免疫細胞識別後產生多種發炎因子，持續的發炎會使代謝發生異常，食物中攝取的熱量更容易轉變成脂肪，從而產生肥胖症。

　　腸道菌群可能和糖尿病有關，之前我們已經分析了腸道菌群和肥胖的密切關聯，我們都知道，肥胖者更易發生糖尿病，就是因為體重增加的同時也會出現胰島素阻抗（insulin resistance）。也有研究發現，糖尿病患者的腸道菌群更容易失調，當腸道有益菌（比如雙歧桿菌、乳酸桿菌）數量減少的時候，血糖值往往升高，如果使用藥物使血糖下降，有益菌也會增多。

　　腸道菌群可能和中樞神經系統疾病有關。研究發現，腸道

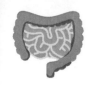

菌群會透過神經、內分泌、免疫途徑影響大腦。同時，機體也可透過此途徑調節腸道菌群的構成，使腸道菌群可以保持生態平衡，越來越多的研究報導都證實了「腦 - 腸 - 微生物軸」的存在，並證實了它們的調節作用。

　　也有研究發現，適當補充益生菌能改善宿主憂鬱、焦慮、自閉等一系列神經系統功能失調。

　　當我說到這的時候，十萬君不禁感慨：「老師，真沒想到，腸道菌群竟然還會導致肥胖、糖尿病甚至是中樞神經系統疾病，看來，我們真不能小看細菌。」

　　當然，伴隨新的發現，質疑聲也總是不斷。有人提出，腸道菌群導致的腸外疾病，其實並沒有明確的證據，但我的觀點是，至少它給了我們腦洞大開的機會，讓我們看到了未來一些新的研究方向，我相信在不久的將來，一定會有更多讓人欣喜的好消息！

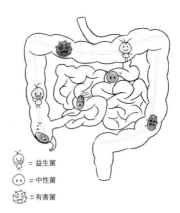

= 益生菌

= 中性菌

= 有害菌

「既然腸道菌群如此重要，如何才能預防它的紊亂呢？」十萬君接著問。

如果我們能夠更好地了解腸道菌群，知道哪些因素會影響它的動態平衡，這個問題就變得相當簡單了，關於預防，我的建議有四點。

1. 我們要保持有益菌的優勢地位，所以我們一定不能濫用抗生素，要知道，抗生素簡直是有益菌的終結者。

2. 我們不能給有害菌肆虐生長的機會，我們都知道變質腐敗的食物、高脂肪高蛋白食物，都會為有害菌提供營養豐富的培養基，所以食物的選擇非常重要，我的觀點是，要保證食物的新鮮，不吃放置時間太久的剩飯剩菜，不吃發霉的食物，當然食物也要合理搭配，既不能做徹底的肉食主義者，也不能做徹底的素食主義者，兩者平衡即可。

3. 笑口常開，青春常在。保持愉悅、開朗、樂觀的心情，不僅能讓我們變得更年輕，還可以讓腸道菌群變得更牢固。

4. 適當補充益生菌、益生元或合益素，對身體會有一定幫助，但是這並不意味著我們就不需要保持合理的生活方式了。如果無法保持合理的生活方式，就算補充再多的益生菌、益生元或合益素也無濟於事，而且過度補充，本身也會加重腸道負擔。

說完我笑著對十萬君說：「昨天中午一起吃飯，你吃了那麼

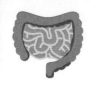

多紅燒肉，一點蔬菜也不吃，飯後還喝了一瓶優酪乳，你覺得益生菌是得到的多還是失去的多呢？」

　　十萬君用手摸著後腦勺：「別說了，當天晚上我就便祕了！」

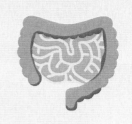

第三章　抗生素居然導致腹瀉

前段時間十萬君感冒了，我還在唸他要適度休息，畢竟身體是革命的本錢。沒想到，連續在工作職位上奮戰了一天一夜的我，突然頭痛、鼻塞、聲音沙啞，毋庸置疑，我也感冒了。

我不停地打噴嚏，強忍著繼續工作，沒想到第二天病情更嚴重了。

一上班，十萬君就問我有無藥物過敏史，我搖搖頭，困惑地望著他，只見他從抽屜裡拿出一盒頭孢克肟（Cefixime）分散片和一包板藍根顆粒，關心備至地說：「老師，趕快吃點藥吧！」

雖然十萬君的舉動令我感動，但我還是忍不住要責備他。

小小的感冒，竟然要我吃頭孢克肟分散片，我反問了一句：「你了解這種抗生素嗎？」

「當然啊，第三代頭孢菌素，對肺炎鏈球菌、淋球菌、腸球菌、克雷伯氏菌屬、沙雷氏菌屬、變形桿菌屬、流感嗜血桿菌等引起的感染都有效，所以適用於急性支氣管炎合併細菌感染、支氣管擴張合併感染、肺炎、腎盂腎炎、膀胱炎、淋菌性尿道炎、急性膽道系統細菌性感染、中耳炎、鼻竇炎。」說到這，十萬君

頓了頓繼續說：「藥局銷售人員說口服抗生素藥物裡它備受歡迎，我昨天吃了兩顆，今天感覺好多了，療效真不錯！」

「小子，不錯，功課是做足了，適應症（indication）說的跟藥品說明書上一模一樣，不過你只了解它的抗菌能力，卻沒留意它的不良反應。即便是口服的抗生素，它同樣有很多不良反應，最常見的是胃腸道反應，常見的表現有腹瀉、大便次數增多、腹痛、噁心、消化不良和腹脹。」

行醫十年，在抗生素的使用上我一直小心翼翼。眾所周知，很長一段時間，國內抗生素濫用現象嚴重，不管什麼病，先用上抗生素。在很多醫生和患者看來，抗生素是萬能藥，但他們並沒有意識到濫用抗生素所帶來的危害，比如加速了抗藥菌的產生，比如引起了諸多藥物不良反應，至於抗藥菌，這是目前全世界都高度重視的衛生問題，它的日漸強大，使得可以選擇的抗生素越來越少，也使更多的患者因為無藥可用只能等死。

但是很多醫生和患者依然沒有意識到它的可怕，以致在醫院出現了這樣的怪象：患者入院後，醫生開出的抗生素雖然高級且昂貴，但只要患者覺得效果好，那麼他對醫生同樣很滿意。如果醫生開出的抗生素非常低級且便宜，一旦患者覺得效果不好，那麼他就覺得醫生沒有對症下藥，是無良醫生。更恐怖的是，很多頻繁使用抗生素的患者一進醫院，往往主動要求醫生開具高級抗生素，一味地追求強效殺菌，卻忽略了抗生素

的嚴重危害。

　　醫學上，抗生素更像是一把雙刃劍，我忍不住想到一年前自己遇到的一個真實病例。患者老方，因為有慢性支氣管炎，只要咳嗽加重，他就一定要用抗生素，認識老方的人都知道，從第一代頭孢菌素到第三代頭孢菌素，他全用了一遍。曾有人告訴他這樣使用抗生素對身體不好，但他不聽，結果，他真的就遭了抗生素的罪。

　　一次慢性支氣管炎急性發作，本來沒有合併細菌感染，但老方卻口服了整整兩個星期的第三代頭孢菌素，咳嗽不但沒好，新的問題也出現了 —— 嚴重的腹瀉！

抗生素導致腹瀉的發病機制

　　老方以為是急性腸胃炎，又跑到小診所裡靜脈注射抗生素，結果越用越嚴重。找到我的時候，老方已因劇烈腹瀉變得萎靡不振，可是他竟然還堅持要我幫他使用效果更好、抗菌能力更強的抗生素。如果被老方牽著鼻子走，接著使用抗生素必定百害而無一利。認真分析就會得知，老方的腹瀉和他過度使用抗生素有關。之後的腸鏡檢查，我們完全排除了他的腸道器質性病變，當我們將真相告訴老方的時候，他目瞪口呆，一連問了我們好幾句：抗生素難道還會引起腹瀉？真是從來沒聽說過！

　　為了消除老方的困惑，我們就必須要讓他知道抗生素導致腹瀉的發病機制是什麼。

　　抗生素相關性腹瀉是指抗生素導致微生態（microecology）失衡所致的腹瀉，隨著抗生素的廣泛應用，在使用抗生素的患者中，抗生素相關性腹瀉的發生率為5％～39％，按抗生素相關性腹瀉的病情程度、臨床表現可分為單純腹瀉和偽膜性腸炎（pseudomembranous colitis）。

　　抗生素導致的單純腹瀉與腸道菌群失調相關。抗生素對待腸道菌群，就像化療藥物對待腫瘤細胞一樣，往往是傷敵一千自損八百。我們都知道，腸道菌群不但包括有害細菌，還包括有益細菌，有益細菌可抑制有害細菌的過度生長，這就好比癌基因和抑癌基因一樣，在一方的壓制下，另一方老老實實，能夠與身體和平共處，這正是人體可以自我調控的強大之處。

　　但是某種外部因素，卻可以很輕易地打破這種平衡。抗生素抑制並殺死了有益細菌，使得有害細菌過度生長，瞬間變成了致病菌，腸道菌群失調，最直接的表現往往就是腹瀉。這個時候如果能夠及時發現凶手，及時停用抗生素，適當補充益生菌製劑，腹瀉往往能夠很快停止，但如果因為錯誤的判斷，繼續使用抗生素，就會導致病情進一步加重。

　　偽膜性腸炎，對於很多人來說都是陌生的，有些醫生對這個概念也是模糊不清。醫學上偽膜性腸炎是指發生於小腸及結

腸的急性滲出性炎症（exudative inflammation）。

　　和單純腹瀉一樣，濫用抗生素同樣是導致偽膜性腸炎發生的重要病因，特別是老年人及兒童。因為兩者不但免疫力差，而且腸黏膜防護屏障也相對脆弱，所以腸道菌群非常容易失調。說到這，我們不得不說的一個「致病大 boss」細菌 —— 困難梭狀桿菌（Clostridium difficile）。

　　之所以說到它，是因為它是導致偽膜性腸炎的最重要致病菌。它主要產生四種毒素，分為毒素 A、毒素 B、蠕動改變因子和不穩定因子，其中毒素 A 分泌的腸毒素會刺激腸黏膜上皮分泌水鹽引起分泌性腹瀉（secretory diarrhea）；而由毒素 B 分泌的細胞毒素則損傷腸黏膜細胞產生炎症，並形成壞死、假膜；蠕動因子會刺激肌肉收縮加劇腹痛和腹瀉。現實中很多醫生和患者對偽膜性結腸炎不夠重視，其實上這種疾病的病情嚴重，如不及時診治，致病菌肆虐生長會導致嚴重的併發症，除了會誘發嚴重的胃腸道感染外，還可能導致敗血症，甚至感染蔓延，引起全身多系統的功能衰竭，病死率高達 15%～ 25%。

幾乎所有的抗生素都會導致腹瀉

　　「哪些抗生素會導致腹瀉？」十萬君問道。

　　「不是嚇唬你們，幾乎所有的抗生素都會導致腹瀉。其中容易引起偽膜性腸炎的抗生素是林可黴素類藥物（比如林可黴

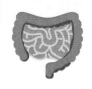

素、克林達黴素），廣譜青黴素類藥物（比如安比西林、阿莫西林等），第二代頭孢類藥物（比如頭孢孟多、頭孢尼西、頭孢西丁等），第三代頭孢類藥物（比如頭孢他啶、頭孢噻肟、頭孢克肟、頭孢哌酮等）。

　　某些抗生素口服後直接在腸道內形成高濃度（比如頭孢克肟），有些抗生素經靜脈注射後由肝排泄，在膽汁中形成高濃度並排入腸腔，從而對腸道菌群產生重大影響（比如頭孢曲松）。」

　　聽我說到抗生素可能導致這麼嚴重的消化道症狀，十萬君早已是目瞪口呆，他的腸子一定悔青了。事實上，普通感冒基本都是病毒導致的，常見的病毒有鼻病毒、冠狀病毒、流感和副流感病毒，面對千奇百怪的病毒，我們也毋須過分擔心，因為人體本身是有免疫力的，普通感冒只要注意保暖、多休息、多飲溫開水，即便不治療，它也能自癒。

　　在沒有明確細菌感染的情況下就使用抗生素，顯然是不明智的。因為它不但對普通感冒毫無幫助，而且吞下去的藥丸還有可能導致不良反應。實際工作中，我們發現這樣的情況遠不是個例，它非常普遍，我們經常能夠遇到一些腹瀉患者，事實上他們並不是腸癌等器質性疾病，很多患者腹瀉之前都有過抗生素使用史，一旦診斷為抗生素相關性腹瀉，最佳的治療方法就是停用抗生素。病情較輕的患者在停用抗生素後，往往能夠自癒，當然這個時候我們也可以補充益生菌製劑，國內外大

量研究顯示，使用益生菌能有效減少抗生素相關性腹瀉的發生率，目前治療抗生素相關性腹瀉的益生菌主要包括雙歧桿菌、乳酸桿菌、酵母菌等。

益生菌之所以能夠治療抗生素相關性腹瀉，就是因為它直接補充了活的益生菌，從而抑制腸道致病菌過度生長，及時調整菌群平衡，降低血中內毒素，增強腸黏膜免疫功能。

醫生最擔心的往往是某些患者已經出現腹瀉，但依然未引起重視，及時求助醫生也是避免病情加重的重要方法。最可怕的是偽膜性腸炎和真菌性腸炎（fungal enteritis），因為有致病微生物的肆虐生長，所以治療起來更棘手，出現這兩種情況，有時即便口服益生菌藥物也效果欠佳。

所以它們是一直讓醫生頭痛不已的併發症，特別是治療困難梭狀桿菌引起的偽膜性腸炎，是全世界都公認的難題，正因為缺乏有效治療措施，所以一旦失控，死亡率很高。

事實上我還是那句老話，最好的治療就是預防，與其等到它們的出現，倒不如嚴格控制抗生素的濫用，減少風險的發生。

「某些情況必須要使用抗生素，該怎麼辦？」十萬君的這個問題是醫生最常面對的問題，沒有細菌感染的情況下使用抗生素是濫用，但在明確有細菌感染、而且病情嚴重的情況下，比如重症肺炎、敗血症、細菌敗血性休克（septic shock），碰到這樣的情況，醫生必須要使用抗生素，這個時候，該怎麼辦？

　　我的觀點是，在準備使用抗生素前，醫患必須及時溝通，我們不建議任何一方在沒有溝通的情況下貿然使用抗生素，畢竟對於選擇什麼抗生素，要吃多久、怎麼吃，這都是一門大學問，不但需要醫生的反覆斟酌，也需要患者的配合。四點建議，也許能夠為大家提供幫助。

1. 使用抗生素之前最好進行細菌學診斷和體外藥敏試驗（AST），這樣才能更有針對地選用敏感抗生素；應綜合評估，如年齡、體重、遺傳、機體的抵抗能力、哺乳、妊娠、肝、腎功能、有無胃腸道疾病等，對於孕婦、哺乳期婦女、兒童、老人，選用抗生素的時候更應該小心謹慎，因為部分抗生素有致畸作用，不適合孕婦、哺乳期婦女及兒童使用，至於老人，因為免疫功能低下、多慢性病、胃腸道功能欠佳，發生抗生素相關性腹瀉的風險更高。

2. 當患者開始使用抗生素的時候，飲食上最好不要增加腸道負擔。這個時候，高脂肪高蛋白食物都會加重腸道負擔。相反，多飲水，每天堅持攝取適量的蔬菜和水果，對於改善腸道微環境（microenvironment）則是大大有益的。當然，使用期間不能抽菸飲酒，最好也不要飲用濃茶和咖啡。

3. 含有益生菌的飲品都是可以飲用的，但不要過量，因為這些飲品基本都是乳製品，過量飲用，高蛋白質也會加重腸道負擔。

4. 使用抗生素有著嚴格的時間和療效標準，雖然依據不同的
   感染類型和給藥方式，使用時間也會有所不同，但目前醫
   學上抗生素的使用週期一般在體溫恢復正常、症狀消退後，
   繼續使用 3 ～ 4 天即可，過早或過晚停藥都可能影響健康，
   所以一定要在專業醫生或藥師的指導下進行。

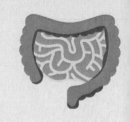

第四章　大便為什麼會黏馬桶？

「老師，大便為什麼會黏馬桶啊？」查房歸來後，十萬君問我。

「有患者和你反映了？」我困惑地望著十萬君心裡自言自語：奇怪了，我怎麼不知道？

的確，行醫十年，每天查房一定要詢問患者的大便情況，因為大便能夠反映胃腸道的健康狀況，它的顏色、質地和氣味對於醫生判斷病情非常重要。

「是我媽媽。」聽十萬君這麼一說，我這才恍然大悟。原來昨天晚上，十萬君接到家裡的電話，媽媽對他說最近大便不太順，總是黏馬桶，還有一股怪怪的臭味，家人都知道十萬君在消化內科實習，於是問他要不要緊。

大便黏馬桶，這是什麼情況，十萬君用手摸著腦袋，絞盡腦汁也想不出來。

大便裡的學問

其實要想揭開真相，我們首先得了解下大便。根據多年的工作經驗，很多人並不願意談及大便，他們會覺得大便是非常

46

噁心的廢物，說一次大概連飯都會吃不下去。還有一部分人，他們覺得關注排遺物沒什麼大用，難道健不健康還能從大便裡看出嗎？所以這部分人若是來醫院體檢或就診，當醫生讓他們化驗大便的時候，他們往往會拒絕。

其實這些觀點都是錯誤的。很多年前，當我還是一名實習醫生的時候，我的老師就對我說，永遠不要小看大便，它可以以小見大，如果一個醫生連大便都懶得問懶得看，那他絕對不是一名合格的醫生，所以大便對於醫生判斷病情至關重要。

首先我讓十萬君回答，正常人的大便是什麼樣子？

「黃色，成形。」雖然回答得很乾脆，但是顯然不夠全面。

大便作為消化道排出的廢物，伴隨著每個人的一生。先從嬰兒時期說起，一般來說嬰兒在剛出生的第一天就已經會排便了，此時的大便我們稱為「胎糞」，顏色較深，多為深墨綠色或者黑色，沒有氣味，帶有一些黏液，這些「胎糞」是嬰兒還在媽媽肚子裡的時候就已經形成的，通常在出生後 2 ～ 3 天內叮以排乾淨。隨著母乳的攝取，嬰兒糞便的顏色開始逐漸變淺，糞便一般為金黃色，多為均勻膏狀或帶少許黃色糞便顆粒，或較稀薄、綠色，不太臭，有酸味，平均每天可排 2 ～ 4 次。等到開始添加各種蔬菜、水果等輔食時，糞便外觀便與成人糞便相似了。一般來說，正常成人的糞便是黃褐色圓柱狀軟便，每天 100 ～ 300 克。成人糞便之所以為黃褐色，就是

47

因為大便裡面含有糞膽素（stercobilin）。它的來源是，血液中間接膽紅素（indirect bilirubin）經肝轉化生成的葡萄糖醛酸（glucuronic acid）膽紅素隨膽汁進入腸道，在迴腸末端和結腸內細菌作用下，脫去葡萄糖醛酸，並還原生成膽色素原（porphobilinogen，包括 d- 尿膽素原、中膽素原、糞膽素原），其中糞膽素原氧化之後便成為糞膽素。

前面已經說過正常成人糞便是黃褐色圓柱狀軟便，但是你知道裡面含有的成分嗎？十萬君小心翼翼地說：「老師，我只知道裡面的主要成分是水和細菌。」的確，糞便中 3/4 是水，只有 1/4 是固體，固體部分細菌可達 30%～50%，排出時大部分已經死亡。另外 10%～20%為脂肪，2%～3%為含氮物質，10%～20%為無機鹽，30%為未消化的殘存食物及消化液中的固體成分（如脫落的上皮細胞）。

我們都知道，糞便的顏色與飲食密切相關。比如食用較多西瓜、番茄，大便可能會變成紅色；比如食用較多綠葉蔬菜，大便可能會變成綠色；比如食用較多豬血、羊血、黑莓、桑葚等，大便可能會變黑。事實上一些藥物也會引起，比如口服治療胃病的鉍劑或者治療貧血的鐵劑，大便也都可能出現黑色。

健康大便的色、味、形

那我們如何甄別它究竟是不是健康的大便呢？如果是食物

或藥物引起的，最突出的特徵就是，減少或停用後大便很快轉歸正常顏色。但是在醫學上，有些大便顏色改變卻是因為消化道疾病所致，比如痔瘡、桿菌性痢疾（shigellosis）、大腸息肉、潰瘍性結腸炎（ulcerative colitis）、大腸癌、缺血性腸炎（ischemic colitis）、肝硬化和消化性潰瘍導致的出血都會引起大便顏色變紅，所以這種紅其實就是血的顏色。也有一些消化道出血，因為出血部位較高，糞便變黑，由於與柏油（瀝青）形狀和顏色相似，所以醫學上也稱為柏油樣糞（tarry stool）。常見的引起大便變黑的消化道疾病有消化性潰瘍、急性胃黏膜病變（acute gastric mucosal lesions, AGML）、胃癌、小腸腫瘤等。

　　我在前文說過，正常成人的大便之所以為黃褐色，是因為糞便中含有糞膽素，如果某些疾病引起糞膽素合成減少呢？又會出現什麼情況？膽管結石或腫瘤會引起膽道阻塞，膽汁無法進入腸道，糞膽素合成減少，大便顏色就會變淺，出現陶土色或灰白色。與此同時，因為膽汁淤積，患者往往會出現皮膚和鞏膜（sclera）發黃。

　　可是嬰幼兒也有大便變白的時候，聽起來是不是有點恐怖？如果排除膽汁淤積疾病，實際上白色只是因為大便表面覆蓋一層白色脂狀物，它是由未被消化吸收的脂肪與鈣或鎂結合而成的，是吸收不良症候群（malabsorption syndrome）的表現。

　　大便之所以有氣味，是因為腸道細菌的分解作用，分解過程中產生了大量的氣體。這些氣體主要包括吲哚（indole）、糞臭素（3-methylindole）、硫化氫、胺、乙酸、丁酸等，其中能讓糞便出現惡臭味的是吲哚和糞臭素。說到吲哚，其實這種化學物質特別有意思，你一定不知道，吲哚在日常生活中的應用其實非常廣泛，它可以作為香料、染料、胺基酸、農藥生產的原料。

　　「竟然還可以用來製作香料，老師，真的假的？」十萬君難以置信。

　　當然，吲哚本身就是一種香料，只是不同的濃度下，它的味道也截然不同，高濃度時為糞臭味；中等濃度時，為腳臭味或腋臭味；低濃度時，為孜然味；極低濃度時，則是淡花香味。所以極低的吲哚濃度可用於茉莉、紫丁香、荷花和蘭花等日用香精的配方。

　　聽起來是不是有點腦洞大開的感覺？其實正常的大便有點氣味完全能夠接受，吸入後它也不會對人體造成傷害，但是飲食和消化道疾病則可能讓這種氣味變得更濃。所以我們透過糞便的氣味來判斷健康，其實是有科學依據的。

　　如果飲食中攝取蔬菜多則臭味較小，攝取肉類多則臭味大。當糞便有酸臭味時，則表示有消化不良；惡臭味常見於慢性腸炎、慢性胰臟炎等；腐臭味見於直腸癌或直腸潰瘍；血腥

味則表示出現了嚴重的消化道出血。

「如何從糞便的形狀來判斷健康？」十萬君問道。

雖然圓柱狀軟便是大便的正常表現之一，但是我說過，大便與飲食、疾病都密切相關，我們不可能天天保持圓柱狀軟便，也經常會碰到大便形狀改變，比如稀水樣，比如細條狀或羊屎顆粒狀。我對十萬君說，糞便形狀的改變既與飲食密切相關，也暗示了可能存在的器質性疾病。比如很多人在飲用牛奶的時候會出現腹瀉，大便呈稀水樣，不成形。在出現這種情況的時候，缺乏醫學常識會引起一定的恐慌，很多人第一反應往往不是覺得牛奶有問題，而是認為是不是消化道出了問題。

其實在醫學上這叫乳糖不耐症（lactose intolerance）。研究發現，乳糖是一種雙醣，其分子是由葡萄糖和半乳糖組成的，乳糖在人體中無法被直接吸收，需要在乳糖酶（lactase）的作用下分解才能被吸收，缺少乳糖分解酶的人在攝取乳糖後，未被消化的乳糖直接進入大腸，刺激大腸蠕動加快，造成腹瀉，故稱為乳糖不耐症。所以服用牛奶就腹瀉的人，主要是因為體內缺乏乳糖酶。除了牛奶以外，如果吃了已發霉或者被汙染的食物，也可能出現水樣便，醫學上最常見的就是急性腸胃炎。還有的大便呈現蛋花湯樣，這種情況常見於嬰幼兒對脂肪或酪蛋白消化不良。另外，輪狀病毒（rotavirus, RV）和致病性大腸桿菌所致腸炎也可能出現蛋花湯樣大便。

有腹瀉的困擾，也有便祕的煩惱，很多人飽受便祕困擾，大便呈細條狀或羊屎顆粒狀，如果平時飲食以高脂肪低纖維為主，胃腸道負擔過重，就會出現這種問題。也有一部分患者，因為腸道腫瘤或息肉將腸管堵塞，引起了不完全性腸阻塞（intestinal obstruction），也會發生類似異常。

「老師，工作中也碰到過患者有黏液便（mucus stool），這又是怎麼回事？」

其實正常糞便有時表面也含有極少量的黏液，但是當黏液大量出現時，就代表可能存在消化道疾病。黏液是因為腸壁受到炎症刺激後分泌所致，像腸炎、血吸蟲病（schistosomiasis）都有可能引起。也有一些大便，不光有黏液，還有膿性分泌物和（或）血性分泌物，這種情況就更糟糕，它常見於桿菌性痢疾，是由痢疾桿菌引起的急性腸道傳染病。

「老師，想不到大便的作用竟然這麼大，不過說實話，我還真的沒認真觀察過自己的大便！」

其實不只是十萬君，我相信很多人都沒有這樣的習慣，我們在工作中經常能碰到一些患者，比如明明是嚴重的消化道出血，卻根本沒有留意大便的顏色，或者留意了也沒放在心上，等到病情很嚴重了才來就醫。

所以在沖馬桶之前，看一眼大便，真的非常重要。我們都知道，年紀越大，大腸癌的發病風險越高，所以對於年齡在 45 歲以上的族群，就更應該經常留意大便了。

為什麼大便會不願離開馬桶？

現在，我們再回頭探討大便為什麼會黏馬桶的問題，一切就變得簡單多了。

我可以用三點來概括。

1. 進食大量高油、高蛋白食物所致。高油膩、高蛋白飲食會導致胃腸道不堪重負，進一步造成食物無法全部消化吸收，吃進這些食物，解出的大便就會像沙子加水泥一樣，變得又硬又重。其次，高油膩、高蛋白飲食會使糞便在腸道滯留的時間過長，停滯的大便也就成了各種細菌生長的理想培養基，細菌大量生長繁殖，分解大便裡殘留的蛋白質等，產生大量對人體有害的物質、氣體，從而引起腸道微生態的失衡和腸道內環境的改變。

2. 飲食不注意，再加上運動量少，胃腸道功能紊亂的狀況就會變得更糟糕，胃腸道蠕動減少，大便就會變得黏稠不易排出，這就好比快用完的牙膏，要硬擠才行。

3. 要警惕器質性病變所致。前陣子一名老年女性患者來找我看病，也是大便黏馬桶，我建議做個腸鏡看看，結果顯示為乙狀結腸癌（sigmoid colon cancer），所以對大便突然出現性狀改變的，我們首先還是要檢測器質性疾病，排除後才考慮是不是功能紊亂。

好了，有關大便和健康的關係，我毫無保留全說了，我對

53

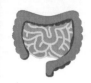

十萬君說，等下你就可以回個電話給家裡，把可靠的建議告訴你媽媽，相信她的疑問一定能夠消除！

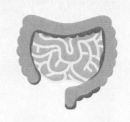

第五章　糞便移植

　　自從向十萬君普及了有關糞便的知識後，好學的他就開始搜集查詢一些醫學文獻，趁著值夜班的時間，把病歷完成後，十萬君便又纏著我替他講課。原來這小子最近了解到糞便移植（faecal microbiota transplant, FMT），對這種非常先進的醫療新技術既好奇又困惑。

　　我笑了笑，想不到你小子竟然這麼重口味！

　　不過玩笑歸玩笑，糞便移植，對於很多人來說聽起來有點重口味，但是它的應用前景卻一致被看好，甚至成為治療致死率極高的復發性困難梭狀桿菌感染的最後一道防線。2013 年，糞便移植技術被美國《自然》（*Nature*）雜誌評為「人類年度十大科學進展」之一。

　　經我這麼一介紹，聽起來重口味的糞便移植是不是一下子變得高大上了呢？

　　我對十萬君說，既然你知道糞便移植，之前應該做了點功課，那我們就先從它的概念說起吧！我曾在很多場合說過這個名詞，但是大部分人的第一反應就是把一個人的糞便直接移到另一個人的體內。當然，這樣的回答非常主觀。

　　準確地說，糞便移植是將健康人體糞便中的功能菌群移植到患者胃腸道內，重建具有正常功能的腸道菌群，治療胃腸道內外疾病的方法。所以它移植的並不是成塊的糞便，而是糞便中的微生態菌群。說到這，我們又有必要重新回顧一下腸道微生態，我在前面已經說過，腸道裡存有很多細菌，這些細菌構成了腸道菌群，它的組成包括有益菌、有害菌和中性菌。我們都知道健康的人的腸道菌群以有益菌占有絕對優勢，另外兩種細菌俯首稱臣，三者構建了和諧的微生態王國。

　　但是腸道菌群失調的患者，微生態的和諧就完全被破壞了。雖然益生菌藥品及食品可以補充一定的有益菌，但是對於龐大的微生態王國來說，這種失衡絕不是憑空想像、損失一兩個益生菌那麼簡單。嚴重的損兵折將，讓口服補充也變得杯水車薪。所以有人提出了這樣的設想：能否把健康的人的腸道菌群提取出來，再移植到患者體內？

　　這就是糞便移植，其實它在醫學史上已經存在 1,700 多年了。中國早在 1,700 年前就有相關記載，東晉時期，葛洪《肘後備急方》中記載用新鮮的糞汁或發酵的糞水治病：「飲糞汁一升，即活。」書中還描述了用人糞清（糞水）治療食物中毒、腹瀉、發燒並瀕臨死亡的患者。明代李時珍所著的《本草綱目》記載了多達二十多種用人糞治病的療方，17 世紀西羅尼姆斯·法布里休斯（Hieronymus Fabricius）等發現在牲畜藥物中加入

糞菌可增強藥物的止瀉作用，1958 年首例糞便移植獲得成功，班·伊斯耶曼（Ben Eiseman）等用人糞清灌腸的方法治癒了 4 例對萬古黴素（vancomycin, VA）和甲硝唑（metronidazole, MNZ）治療無效的偽膜性腸炎患者，但其後糞便移植並未受到重視，逐漸淡出人們的視野。

是金子總會發光，1978 年，困難梭狀桿菌感染被認為是導致偽膜性腸炎的主要原因，並與抗生素的使用密切相關，因為糞便移植能夠透過重建受損的腸道菌落來抵禦困難梭菌的腸道定植和感染，所以糞便移植再次得到關注。2013 年 5 月，美國食品藥物管理局（U.S. Food and Drug Administration, FDA）宣布可將人類糞便作為藥物使用和監管，糞便移植技術的研究前景更加廣闊，也得到了全世界科學家的高度關注。

「我還以為糞便移植是最近幾年才興起的新技術呢，沒想到早在 1,700 年前，我們的中醫前輩就已經開始使用這種治療方法了。」提起葛洪、李時珍這樣的中醫大咖，十萬君肅然起敬。

沒有醫學的歷史不叫歷史，沒有歷史的醫學不叫醫學，兩者的無縫銜接，才使得幾千年之後的我們能夠更好地認識和了解這項技術，不過因為幾千年前醫學的局限性，那個時候的糞便移植還處於最原始的狀態，現在看來，並不是糞便能治病，關鍵在於糞便中的微生態菌群。

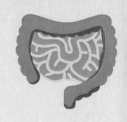

第六章　功能性便祕真的能這麼治嗎？

每次上夜班之前，我都會對十萬君說：養足精神，做好挑燈夜戰的準備！

的確，醫院就是一個沒有硝煙的戰場，即便是經驗豐富的老醫生，夜班收治患者時也會膽顫心驚。要知道，很多凶險的疾病往往都是在夜間發作。而我們消化內科，夜班收治最多的患者則是腹痛查因、消化道大出血、不明原因的急性腸阻塞。

不說別的，光是腹痛查因就能查得你夠嗆。若是碰到胃腸疾病還好辦一點，若是碰到急性心肌梗塞或是腹主動脈瘤（abdominal aortic aneurysm, AAA）所致的腹痛，那絕對讓你毛骨悚然，如臨大敵！

但是醫生不能退縮，我總是對十萬君強調一句話：這是我們義不容辭的使命！

今夜，又會有怎樣的難題等著我們去解決？

凌晨 1 點，急診科打來電話：要收一個便祕的患者住院，請準備好床位！

十分鐘後，我和十萬君看到了老羅，他用手捂著肚子，表情顯得非常痛苦。

　　老羅今年 65 歲，他長期飽受便祕的折磨，苦不堪言。這不，又將近一週沒解大便。老羅想盡了各種辦法，吃了很多通便藥，可是一點效果也沒有。肚子又脹又痛，只能撥打了 119 求助……老羅一邊訴說，十萬君一邊記錄。

　　只是吃了通便藥嗎？沒有採用其他方法疏通大便吧？我皺起眉頭，用手摸著老羅的腹部。

　　治便祕除了通便藥，還有其他的方法？老羅一臉狐疑地望著我。

　　當然有，老羅不知道，十萬君也不知道，行醫十年，我見過形形色色的通便方法，而且它們的危險係數都遠遠超過了口服藥物。

大便解不出的感覺，你不會懂

　　我不由得想起了 6 年前碰到的一個真實病例。

　　那時我還在急診科值班，一名叫老汪的患者在家人的陪同下來到診間，見到我第一句話就是 ：「醫生，我一個禮拜沒上大號了，大不出來，肚子痛啊！」

　　老汪的家人也在一旁催促著我 ：「醫生，快幫他灌腸吧！」

　　「得！一聽就是老司機。」我們看急診，經常能碰到一些慢性便祕的患者，這些人往往已經吃了很多通便藥，但還是沒辦法，只得來醫院灌腸通便。

可不要小看便祕，大便解不出的那種感覺，你們不會懂！

你們也許聽過會被尿憋死，但我親眼見過被大便憋死的，這絕不是危言聳聽！曾經一名 80 歲的老年女性患者，因為排便困難，誘發了急性左心衰竭（acute left heart failure），救護車趕到的時候，老人已經沒了心跳，事後我在廁所裡發現了很多瀉藥的包裝袋，看得出老人生前的無奈和急迫。

老汪雖然將所有希望都寄託在灌腸上，但身為醫生，在灌腸前我們還必須要排除其他疾病，比如嚴重的絞扼性（strangulation）腸阻塞，碰到這種情況，灌腸無濟於事，只能進行外科手術。

老汪和家人起初認為我故意為難他們，好在我好說歹說，老汪終於同意先照個 X 光。

站立腹部 X 光片的結果很快出來，顯示有急性腸穿孔（perforation）。

難以置信！沒人知道，在老汪身上究竟發生了什麼。

最後，在我的反覆詢問下，老汪終於承認，因為排便困難，情急之下，他將吃飯的鐵湯匙從肛門口插進去，以為這樣就可以把大便掏出來，哪知道，竟然把直腸弄穿孔了。

說出來你們可能覺得匪夷所思，但是如果站在患者的角度去想，長期飽受便祕折磨，一旦某種方法無效，情急之下，不懂醫學常識的患者往往就會突發奇想，鋌而走險。

更可怕的是，像老汪這樣的糊塗患者不在少數。行醫十年，我曾碰到很多奇葩且危險的通便方式，不怕你嚇一跳，只怕你想不到。

那些奇葩且危險的通便方式

1. 「以毒攻毒」療法。相信江湖郎中的各種中藥偏方，不惜加入蜈蚣、蠍子等有毒藥材，結果不但治不了便祕，反而中毒，命懸一線。

2. 「擴肛」療法。很多人缺乏醫學常識，認為便祕的罪魁禍首就是肛門太窄，於是用礦泉水瓶、果凍水瓶等「武器」擴肛，以為這樣就能讓肛門變大，結果不但無法通便，反而容易導致異物損傷肛管或直腸，造成有進卻不能出的悲劇。

3. 「鬆大便」療法。很多人認為便祕的主因在於大便乾結，必須設法將其鬆軟，才能排出。於是使用筷子、各種金屬利器，甚至是水槍、針筒等，試圖用攪拌或沖水的方式通便。我曾碰到過將筷子捅進乙狀結腸，導致腸穿孔的便祕患者。近幾年，網路上爆出國外有人為了治療便祕，竟然將活體黃鱔塞進肛門，結果導致了腸穿孔，這種方法更讓人毛骨悚然。

　　不管哪種方式，都是極度危險的，一個個真實的病例讓我累積了經驗，也學會了小心翼翼，所以一旦碰到便祕的患者，我總會想到腸穿孔的老汪，刨根問柢自然尤為重要！

　　很快，在我的追問下，老羅終於說出了自己部分保留的實情，原來除了吃瀉藥以外，他還用手摳了摳，但是因為害怕力道拿捏不好，所以只是伸進去一點點就拔出來了。

　　這種情況，我們就必須先完善檢查，排除穿孔或阻塞的可能。萬幸的是，相關檢查最終只證實了老羅的腸道裡有大量的積氣（pneumatosis），顯然，這些都是便祕所致。經過積極胃腸減壓（gastrointestinal decompression）、灌腸通便治療後第二天，老羅的症狀明顯改善。接下來，透過胃腸鏡檢查，徹底排除了器質性病變，我們告訴老羅，像這種並不是因為器質性疾病導致的便祕，醫學界稱之為功能性便祕（functional constipation）！

功能性便祕是怎麼得的？

　　目前國際上診斷功能性便祕的標準主要是根據 2006 年 5 月在美國消化疾病週會議上推出的羅馬III標準（Rome III criteria），它一共包括四點。

一、必須包括下列兩個或兩個以上的症狀：

1. 至少有 25% 的排便感到費力。

2. 至少有 25% 的排便為塊狀便或硬便。

3. 至少有 25% 的排便有排便不盡感，至少 25% 的排便有肛門直腸的阻塞感。

4. 至少有 25% 的排便需要人工方法輔助（如指摳）。

5. 每週少於 3 次排便。

二、不用緩瀉藥幾乎無鬆散大便。

三、診斷大腸激躁症依據不充分。

四、診斷前症狀出現至少 6 個月，近 3 個月滿足以上標準。

　　說到這新的問題來了，這麼多人飽受功能性便祕帶來的痛苦，它的病因究竟是什麼？

　　研究發現，功能性便祕的發生與食量過少、食物精細、食物熱量過高、蔬菜水果少、飲水少、運動少、生活規律改變、人際關係緊張、長期服用某些藥物、憂鬱焦慮、環境影響等多種因素相關。以老年女性最常見，且向年輕化發展，按照蠕動能力異常（motility disorder）的情形，醫學上功能性便祕可分為結腸慢傳輸型便祕（slow transit constipation, STC）、出口阻塞型便祕（pelvic floor dysfunction, PFD）和兩者同時存在的混合型便祕。

　　· 慢性傳輸型便祕，主要表現為排空延緩或結腸無力，腸內容物從近端結腸向遠端結腸和直腸運動的速度慢於正常人，它的發生與腸肌間神經叢異常和腸神經傳遞物改變有關，

常見症狀有缺乏便意或糞質堅硬，全胃腸或結腸通過時間明顯減慢。

- 出口阻塞型便祕，主要表現為骨盆底功能障礙，糞便堆積於直腸，無法順利從肛門排出，常見於老年人和婦女，直腸感覺功能減退、肛門直腸反射減弱、排便時肛管括約肌的矛盾收縮、骨盆底動力紊亂都是導致出口阻塞型便祕的元凶，常見症狀有排便不盡感、排便費力、排便量少、肛門直腸下墜感明顯。

- 混合型便祕，既有慢傳輸型便祕的特點，也有出口阻塞型便祕的相關表現。

預防和治療功能性便祕

我對十萬君說，到目前為止，醫學上還沒有一種特效的方法能治癒功能性便祕，但這並不意味著科學的治療方法不重要，如果僅憑一時衝動而相信各種小道偏方或採取另類方式通便，那麼後果將不堪設想，身為醫生，我們不希望類似老汪的悲劇再次發生，只有養好良好的生活習慣，才能更好地預防和治療功能性便祕，我的建議有六點。

1. 改變不良的飲食習慣，主食不要太過精細，要注意多吃些粗糧和雜糧，適當飲用蜂蜜水。因為粗糧、雜糧及蜂蜜水能夠促進腸蠕動，利於大便排泄。另外，要多食富含纖維素的新鮮蔬菜和水果，正常人每公斤體重需要 90 ～ 100 毫

克纖維素來維持正常排便。最後還應保證每天攝取足夠的水分，腸道中的水分相對減少、糞便乾燥會導致大便祕結，而足量飲水，使腸道得到充足的水分則可利於腸內容物通過。

2. 養成良好的排便習慣，經常拖延大便時間會破壞良好的排便規律，使排便反射減弱，引起便祕。經常便祕者一定要注意把大便安排在合理時間，每到時間就去上廁所，養成良好的排便習慣。對於還沒有良好排便習慣者，建議每天早餐後半小時左右去廁所蹲 5 ～ 10 分鐘，因為這個時候胃腸反射活躍，長期堅持能建立正常的排便習慣。

3. 每週堅持一定量的運動，吃飽喝足後倒頭就睡，這對胃腸道是極大的損傷，飯後可以散散步，促進腸蠕動，當然飯後半小時內也不主張劇烈運動，很多老人家喜歡打太極，轉腰抬腿，這可以使肛門肌得到鍛鍊，從而提高排便能力。適當的腹部按摩，同樣可以促進腸蠕動，方法為右下腹開始向上、向左、再向下順時針對向按摩，每天 2 ～ 3 次。

4. 保持樂觀開朗的心情，學會在生活和工作中釋放壓力。有人說，胃腸道是人體的第二個大腦，就是因為含有豐富且複雜的腸神經系統，若長期焦慮、憂鬱，這些都有可能導致自主神經功能紊亂，從而導致便祕越來越嚴重。

5. 鴉片製劑、麻醉藥、肌肉鬆弛藥、抗憂鬱藥、抗膽鹼能藥物

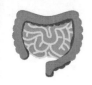

（anticholinergic agent）、鈣離子通道阻斷劑（calcium channel blocker, CCB）等藥物可能會引起腸刺激感應性（irritability）下降導致功能性便祕，所以在選擇這些藥物的時候一定要嚴格遵醫囑使用，發現大便異常應該及時求助醫生。

6. 很多便祕患者以為瀉藥能夠通便，可是如果長期服用某些刺激性瀉藥，會引起對瀉藥的依賴，有可能加重便祕，而且瀉藥的種類很多，所以在選擇之前也應該諮詢醫生。

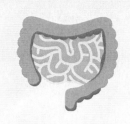

第七章　瀉藥不是你想吃就能吃的

　　我坐在電腦前影印電子病歷，十萬君走了進來。「老師，23 床的李奶奶請你開瀉藥給她。」

　　和老羅這樣的患者一樣，李奶奶飽受便祕困擾，雖然想了很多方法，但依然療效欠佳。如果翻開她的病歷，你就會發現，5 年來，她一直在口服一種植物性通便藥，這種通便藥在包裝盒上宣稱自己是天然的健康食品，能夠清除腸道內的毒素，百利而無一害。

　　李奶奶對此深信不疑，5 年前，鄰居向她推薦了這款通便藥，當天服用後，她的大便果然能順利排出。但是時間一長，李奶奶開始發現，這種通便藥似乎沒效了，沒辦法，她只得來到醫院尋求醫生的幫助。

　　能通便的天然健康食品，對身體百利而無一害，果真有這樣的神藥嗎？

　　商家為了出售這款健康食品，過分誇大療效，雖然惡劣，但的確能夠矇騙很多人，我一直說，拆穿謊言的最好方式就是用真理回擊它！十萬君跑到病房裡拿到李奶奶所說的這款健康食品的包裝盒和說明書，我們很快發現裡面含有兩種中藥成

分，一種是蘆薈，另一種則是番瀉葉（senna）。很明顯，能讓李奶奶順利排出大便的就是這兩種中藥。醫學上，我們稱其為蒽醌類（anthraquinone）瀉藥，其實蒽醌類瀉藥不但包括蘆薈和番瀉葉，還包括大黃，它們的主要成分是蒽醌類衍生物 3- 羥甲基蒽醌。此類化合物主要作用於大腸，對小腸無作用，大黃素（emodin）與糖結合以苷的形式天然存在，不受胃酸破壞，在小腸中被吸收入血，然後在肝臟中水解為糖及蒽醌衍生物蒽醌苷（anthraquinone glycosides），再經血液從大腸分泌入腸腔中，或直接由小腸轉運到大腸，蒽醌苷在大腸中被水解，刺激大腸神經叢（nerve plexus）而加強蠕動，減少大腸對水及鈉離子的吸收，最終造成導瀉作用。

　　既然該健康食品含有這兩種植物性瀉藥成分，那麼它的通便療效是肯定的。但是能夠清除人體內的毒素，百利而無一害，就完全是亂扯了。我可以肯定地告訴大家，蒽醌類瀉藥的不良反應很大，它不但會讓患者產生依賴性，還會因為長期服用導致結腸變黑。我們平時經常聽到患者詢問：做腸鏡的時候，檢查的醫生說我們的腸子都發黑了，這到底是怎麼回事？

什麼是黑腸症？

　　其實，我們所說的腸子發黑，並不是缺血壞死，醫學上它有一個專業的名稱叫黑腸症（melanosis coli），它是指結腸固

有膜內巨噬細胞含有脂褐素（lipofuscin）樣物質的一種黏膜色素沉澱性病變。

西元 1825 年，Billiard 首先提出了結腸黏膜的黑色素沉澱現象，到 1928 年，巴特爾（Bartle）提出了它與蒽醌類瀉藥的關係，至此，人們對蒽醌類瀉藥的致病作用已基本達成共識。現在隨著研究的深入，越來越多的黑腸症患者被發現，人們對蒽醌類瀉藥也有了更深的認識，國外有病例報導，一名患者服用蒽醌類瀉藥只短短 4 個月就出現了黑腸症，年齡最小的患者僅 4 歲，該患者因為便祕，長期服用蒽醌類瀉藥，最終導致了黑腸症。

由此可見，含有蒽醌類瀉藥的健康食品宣稱自己百利而無一害，完全是無稽之談。

黑腸症與結腸腫瘤的關係？

雖然黑腸症是一種良性病變，但是它與結腸腫瘤的發病也有密切關係，研究顯示，黑腸症患者罹患結腸腺瘤和結腸癌的機率超過非黑腸症患者，黑腸症也並非單純的黏膜色素沉澱，它還會導致腸黏膜上皮細胞凋亡（apoptosis）數量增加，成為癌變的高危因素。

目前，黑腸症的診斷主要是根據腸鏡下的表現，對於長期口服蒽醌類瀉藥的患者，腸鏡檢查醫生往往會發現患者的結

腸黏膜呈黑色、棕色或暗灰色，邊緣和早期病變為黃色或粉紅色，呈虎皮紋狀、檳榔切面樣或斑片狀。

我對十萬君說，「如果你能夠目睹一下，一定會被深深震撼到！」

說到這，新的問題來了，我們都知道功能性便祕患者往往都有口服瀉藥的習慣，像李奶奶，服用瀉藥已經整整 5 年了，如果立刻停掉所有瀉藥，那麼排便困難可能會立刻捲土重來，這個時候，除了蒽醌類瀉藥，我們還有沒有其他的選擇？

常見的瀉藥包括哪些？

1. 體積膨脹型瀉劑（bulk-producing laxatives）。慢性便祕患者的大便中常缺乏水分，膨脹型瀉藥具有強吸水性，在腸內吸水膨脹形成膠體，使大便變軟，含水分增多，體積增大，刺激腸壁，反射性增加腸蠕動而刺激排便。

2. 潤滑劑（lubricant）。透過潤滑腸壁，軟化大便，從而使大便易於排出。醫學上常用的潤滑劑有液體石蠟（mineral oil）、甘油等，這類瀉藥的優勢是適用於有痔瘡、肛裂、高血壓，或手術後、長期臥床的便祕患者，缺點是長期應用會引起人體對脂溶性維他命及鈣磷吸收不良。

3. 高滲透性瀉劑（hyperosmotic agents）。透過維持腸腔內的高滲透壓，阻止腸道內鹽和水分的吸收，從而擴張腸腔，

刺激腸蠕動，緩解便祕。醫學上常用的滲透性瀉藥有硫酸鎂、甘露醇（mannitol）、乳果糖、山梨糖醇（sorbitol）、聚乙二醇（polyethylene glycol, PEG）等，這類瀉藥的優勢是臨床使用較廣、不良反應相對較小。

4. 刺激性瀉藥（irritant or stimulant laxatives）。透過刺激結腸黏膜的感覺神經末梢，增加腸道蠕動，影響腸道上皮細胞對水電解質的轉運而抑制腸道對水分的吸收，從而促進排便。醫學上常用的刺激性瀉藥不但包括大黃、蘆薈、番瀉葉等蒽醌類瀉藥，還包括酚酞（phenolphthalein）、比沙可啶（Bisacodyl）、蓖麻油（castor oil）等，這類瀉藥幾乎沒有什麼優點，但是市面上很多藥品都含有這類瀉藥成分，比如我們熟知的排毒養顏膠囊、麻子仁丸、蘆薈膠囊、大黃蘇打片、牛黃解毒片等，它們之所以能夠通便，都是因為裡面含有大黃、蘆薈或番瀉葉，在形形色色的減肥茶或養顏茶中，也都加入了類似成分，為了增加銷量，很多商家不惜打著綠色無害的旗號，醫學上因為這類瀉藥的刺激太大，不良反應較多，尤其可能導致黑腸症，所以一般不主張長期服用，孕婦和哺乳期婦女則應該禁用！

如何選擇合適的藥物治療便祕？

對比了四種瀉藥的優勢和缺點，我們在選擇的時候就會容

易很多，但是這不意味著瀉藥就可以過度使用。我的觀點是，瀉藥不是你想吃就能吃的，任何一種瀉藥，長期服用都可能產生藥物依賴性，針對功能性便祕的年輕患者，我建議盡量少吃或不吃瀉藥，透過改變不良的生活習慣，爭取更好地控制便祕。

　　針對老年患者，治療功能性便祕的最佳方式也是改變不良的生活習慣，對於某些便祕時間已經很長，即便注意生活方式也依然療效欠佳的患者，才考慮藥物治療。

1. 胃腸蠕動促進劑（prokinetic agents）。常用的藥物有莫沙必利（Mosapride）和伊托必利（Itopride），作用機制是刺激腸肌間神經叢的膽鹼能神經末梢促進乙醯膽鹼（acetylcholine, ACh）釋放，從而促進胃腸平滑肌的蠕動，有利於小腸和大腸的運轉。

   對於輕度的慢性傳輸型功能性便祕的患者，胃腸蠕動促進劑效果較好，而且可以長期間歇使用，不會導致黑腸症，但缺點是由於會促進乙醯膽鹼釋放，可能會增強乙醯膽鹼的作用，尤其是老年患者，容易出現腹瀉、腹痛、口乾、皮疹、頭暈、視力模糊（blurred vision）、心悸等不良反應。

2. 瀉藥。輕度便祕不需要口服瀉藥，重度便祕可以有針對性地選擇瀉藥，其中慢性便祕以膨脹型瀉藥為宜，急性便祕可以選擇滲透性瀉藥、潤滑劑及刺激性瀉藥，但時間最好不要超

過一週，特別是刺激性瀉藥，長期使用會引起黑腸症。

3. 溫鹽水或肥皂水灌腸。對於長期便祕患者，特別是糞便嵌塞的患者，可以考慮使用溫鹽水或肥皂水灌腸，但需要灌腸專用物品，有技術要求，多在醫院使用，個人貿然使用，有可能導致直腸損傷或穿孔，家庭中可以考慮坐浴的方式，10 ～ 20 分鐘能夠使肛周肌肉鬆弛、血管擴張，有利於消炎和緩解水腫，也能形成一定的清潔作用。

「那麼黑腸症能夠治好嗎？」十萬君的這個問題也是很多黑腸症患者所關心的。如果黑腸症久而不癒，那麼隨著時間的推移，它有可能誘發大腸腺瘤甚至大腸癌。所以一旦腸鏡檢查確診黑腸症，患者首先要停用刺激性瀉藥，培養定時排便習慣，增加水分攝取，也可以適當補充蜂蜜水，多吃纖維類食物，適當運動，定期複查腸鏡，透過這些方式的調整，黑腸症往往能夠好轉甚至痊癒，所以它是一種可以預防也可以控制的病。

說到這，話題再回到李奶奶身上，她長期便祕，即便改變不良的生活方式效果也不好，因為她長期口服刺激性瀉藥並產生了依賴。這個時候，我們可以採用灌腸的方式通便，也可以將原來的刺激性瀉藥改為膨脹型瀉藥，如果效果不好，還可以加用點胃腸蠕動促進劑。

當然，還有很重要的一點，那就是盡快完善腸鏡檢查，以排除是否已經出現了黑腸症或者其他更嚴重的腸道器質性疾病。

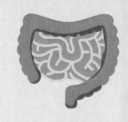

第八章　一根手指就能搞定的檢查

　　我和十萬君在值白班的時候，護理師小美走進來，她說 23 床患者大便帶血，要醫生去看一下。

　　23 床，老章，他是一名急性胰臟炎患者，住院治療六天後，複查腹部增強 CT（電腦斷層掃描）顯示，胰臟周圍的滲出已經有明顯的吸收好轉，住院期間突然便血，這是怎麼回事？

　　我和十萬君於是快速趕到老章所在的病房，這個 60 歲的老人正站在廁所門口，見我們進來了慌忙招著手：「醫生，我痔瘡又出血了，這次很多血。」老章還沒沖馬桶，我和十萬君戴著口罩擠進了廁所，黃色的大便上面覆蓋了一層鮮紅色的血，從老章的訴說和大便的性狀來看，似乎是痔瘡出血的表現。我們都知道痔瘡的典型表現是便後滴血，有時是衛生紙上有血漬，但是醫學也是嚴謹的，在考慮痔瘡出血之前，一定要先排除腸道出血的可能，以避免漏診。比如直腸癌和痔瘡，有時候它們的表現會非常相似，這個時候，僅憑患者的訴說和對大便的觀察就認定是痔瘡出血，顯然有些魯莽。

　　我首先安撫了老章，讓他躺下來為其開通氧氣通道，然後我對十萬君說，要準備一下。

「老師，是用點止血藥嗎？」

我想十萬君一定是這段時間處理消化道出血處理得太多了，要不怎麼一看到鮮血，就會第一時間想到要用止血藥。

「當然不是，我是要你準備一下肛門指診（digital rectal examination, DRE）的物品，我們等下要為老章做一下指診。」像老章這樣的患者，出現大便帶血，我們首先做的就是判斷血從哪裡來，剛剛我說了，痔瘡會引起便血，可是直腸的腫塊也會引起，鑑別兩者，最簡單的檢查就是肛門指診。只要是來到消化內科實習的醫生，肛門指診是必須要過關的。如果不會肛門指診，說出去會被人笑掉大牙，至少在我看來，這樣的醫生不夠專業和認真，因為病房裡學習和實踐的機會非常多，而且肛門指診非常安全，所以即便是以前沒嘗試過指診的實習醫生，只要親自操作了一次，也會記憶深刻，下一次就不會再那麼不知所措了。

我對十萬君說，雖然肛門指診是一種非常簡單快捷的檢查，它在病房裡就可以完成，而且不需要麻醉，但是這種檢查在臨床上的普及率卻越來越低，其中重要的原因就是患者的牴觸和某些醫生的不屑一顧。眾所周知，肛門指診需要暴露隱私部位，這讓很多患者覺得尷尬無比，特別是年輕女性。另外，患者會覺得這種檢查不衛生，甚至對身體有所傷害，所以他們往往會拒絕配合，更糟糕的情況是，不光患者無法接受，很多

醫生也對這項檢查不屑一顧，他們會覺得麻煩，為了節省時間，他們往往更願意選擇其他的檢查方式。

在我看來，如果因為這些因素就放棄了肛門指診，那實在是因小失大。

一根手指就能做的檢查

我不由自主地想到一年前遇到的一個真實病例，一名反覆腹瀉和便血的患者找我看病，他曾在一家私立醫院做了混合痔手術，但術後腹瀉和便血還是沒有緩解，我為其做了肛門指診，發現直腸處可觸及一花椰菜樣的腫塊，進一步完善腸鏡和活體組織檢查（biopsy，簡稱活檢），明確為直腸高分化腺癌。令人遺憾的是，因為被誤診太久，患者直腸癌已經轉移到肝臟，失去了根治機會。

經過仔細詢問，驚訝地發現當時的主治醫生竟連最基本的肛門指診都沒有做。身為一名直腸肛門科醫生，犯下這樣的錯誤實在不可原諒。要知道，肛門指診完全是一根手指就能搞定的檢查，說實話，它一點也不麻煩。它完全不需要動用多麼高大上的設備，只需一副手套、少量的潤滑油，再加上醫生的一根手指，整個檢查過程只需短暫的 2 ～ 3 分鐘，更重要的是，它能發現很多早期病變。

我讓十萬君說說肛門指診的應用範圍，他說了消化道疾

病。雖然沒錯，但是遠遠不夠，如果僅僅以為消化道疾病才用得上肛門指診，那就大錯特錯了，事實上，直腸肛門科、消化內科、泌尿外科、婦科等都可能用到這種檢查。比如外痔、內痔、肛門瘻管（anal fistula）、肛裂、肛門直腸周圍膿瘍（abscess）、肛管癌（anal canal cancer）等這些都屬於直腸肛門科的範疇，舉個簡單的例子，外痔可以肉眼看到，但是內痔你必須要親自去觸摸，這就需要肛門指診。比如直腸息肉、直腸癌這些疾病可能需要消化內科醫生的診斷，那麼肛門指診同樣是重要的早期篩查手段，醫生的檢查手指可以觸及直腸，利用手指觸摸到腫塊，從而大致判斷大小、形狀、質地以及活動度，之後再結合腸鏡，就能做到雙保險和最終明確診斷。

比如前列腺炎、前列腺增生、前列腺癌是泌尿外科的常見疾病。如果你了解人體解剖，就會知道男性直腸的前面比鄰膀胱、前列腺和精囊腺，所以醫生可以透過觸診來間接了解前列腺的大小、質地、形態以及患者是否有壓痛感等，從而得知患者是否患前列腺疾病。

比如骨盆腔炎、骨盆腔膿瘍是婦科的常見疾病，對於已婚女性，婦科醫生可以採用雙合診或三合診的情況來判斷。但是對於未婚女性，為了保護患者的處女膜，婦科醫生通常會使用肛門指診，因為女性直腸的前面比鄰陰道、子宮，所以醫生可以透過觸診直腸來了解子宮及骨盆腔的一些情況。舉個簡單

的例子，如果婦科醫生懷疑一個子宮頸癌的患者可能有直腸轉移，除了 CT 和腸鏡檢查外，最簡單的方式就是肛門指診。

　　一個小小的肛門指診竟能發現這麼多問題，可見它的至關重要！

什麼是肛門指診？

　　肛門指診就是醫生用一根手指頭伸進患者的肛門，以檢查疾病的一種簡便易行卻非常重要的臨床檢查方法，準確的肛門指診，大致可以確定距肛緣 7 ～ 10 公分的肛管、直腸有無病變和病變的性質，一般來講，肛門指診可分為肛外指診和肛內指診兩部分。

　　肛外指診的方法是戴好手套後，用食指觸及肛門四周有無硬結、腫物和壓痛，有無波動感，並檢查肛外皮下有無瘻管（肛門與皮膚相通所形成的隧道）等。

　　很多醫生對肛外指診並不重視，他們只是大概看了一下就立刻進行肛內指診，其實這種方法是錯誤的，不但容易遺漏皮下病變，還有可能因為檢查手法粗暴引起患者極大的不適。我們都知道，雖然醫生覺得肛門指診非常簡單，但很多患者卻是第一次接受這種檢查，內心往往會緊張害怕，這個時候肛門括約肌可能處於痙攣狀態，患者還沒適應，醫生就將手指塞進直腸，勢必會引起患者劇烈的疼痛。所以此時正確的做法是在患

者肛周輕輕按摩觸診，同時囑咐患者深呼吸，放鬆肛門括約肌後再緩慢旋轉插入食指，進行第二步驟 —— 肛內指診。

　　肛內指診即是我們常講的直腸指診，顧名思義，它的重點檢查部位是直腸。觸診直腸時應該由前壁、兩側至後壁，一般順逆往返兩次兩周。特別是直腸後壁，這裡是直腸腫瘤的多發區，要盡量將食指向後、向上觸摸，同時注意肛管直腸有無狹窄、腫塊，如果有腫塊，要注意它的大小、硬度和活動度，同時要詢問患者有無特殊不適，比如疼痛，檢查完畢後也應該緩慢退出。還有極為重要的一點，拔出食指的時候要注意看指套上有無鮮血、黏液，如果有，要注意血跡是鮮紅色還是暗紅色，以及黏液的顏色、性質、氣味如何，這對判斷病情同樣重要。

肛門指診時患者痛不痛？

　　首先，肛門指診時會使用潤滑油，專業的醫生動作輕柔，再加上談話分散注意力，檢查過程中只要患者理解配合，一般並無特殊不適，毋須使用麻醉藥物。

　　可以這麼說，肛門指診是一種用手指進行的簡單易行、無創傷的檢查，而且費用低廉。只是因為要脫褲子暴露隱私部位，很多患者還是會覺得不習慣，甚至打從心底反感這種檢查方式，其實這些觀念都是錯誤的。肛門指診安全簡單，醫生全

程使用一次性橡膠手套，既衛生又安全，絕不會因為檢查而傳播任何疾病。

說到這，話題又回到老章身上，經過一番積極溝通，老章最終同意了這項檢查。

在我的指導下，十萬君親自為其進行了肛門指診，因為嚴格遵守操作規範，而且動作輕柔，所以整個過程老章並沒有特殊不適，檢查時，並沒有觸及直腸可疑腫塊，但是能夠摸到多個位於肛管內的內痔，故請大腸直腸外科會診，同意我們的診斷：痔瘡出血。

為了保險起見，在我們的建議下，老章又完善了腸鏡檢查，徹底排除了大腸病變，於是我們為老章開了痔瘡栓劑，兩天後他的便血明顯好轉，老人家又恢復了往日的笑顏。

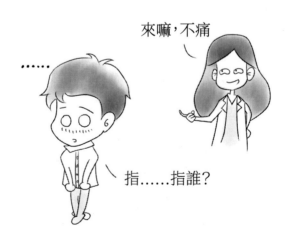

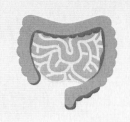

第九章　為什麼一定要做腸鏡？

　　一大早，我就安排任務給十萬君，46 床的女患者後天要做腸鏡檢查，需要在檢查同意書上簽名，最重要的是腸道準備注意事項。雖然每天查房都要說一遍，但我的要求是，為了避免出現差錯，還是要反覆告知。

　　「老師，保證完成任務！」十萬君胸有成竹地走出了醫生辦公室。

　　5 分鐘之後，這小子又灰溜溜地回來了。他的第一句話就是：「我真沒想到 46 床的女患者竟然這麼難溝通，我已經解釋得夠清楚了，人家直接拒絕：我不做腸鏡了。」

　　「不做腸鏡，為什麼？」我困惑地望著十萬君。

　　要知道，昨天查房的時候我已告知得非常清楚，27 歲的小樂是因為腹痛便血入院的，從她的症狀、體徵和病史來看，我們高度懷疑是潰瘍性結腸炎。醫學上，要想明確這種診斷，就必須要完善腸鏡檢查，當時小樂非常爽快地就答應了。

　　僅僅一天，究竟發生了什麼，讓她的態度來了一個一百八十度大轉彎？

　　「她聽別人說做腸鏡非常痛苦，還有可能把腸子捅破，於是

嚇得不敢做了，我口水都說乾了，和她說腸鏡檢查其實是非常安全的，但她就是不信。」十萬君搖著腦袋，顯得很是無奈。

看來，又是謠言惹的禍！我不由自主地想到三年前遇到的一個真實病例。

小段因為腹痛便祕住院了消化內科，他只有 25 歲，是個非常開朗樂觀的年輕人。早在兩年前，小段就已經有不適症狀。當時比較輕微，並沒有引起小段的重視，再加上年紀輕輕，怎麼也想不到會得什麼絕症。直到腸鏡檢查結果出來，讓所有人倍感意外的是，小段竟然罹患了乙狀結腸癌！花椰菜狀的腫瘤幾乎堵塞了他的腸腔。行醫十年，小段是我碰過最年輕的大腸癌患者，更糟糕的是，CT 顯示，乙狀結腸癌已經轉移到了肝臟上。

這意味著，小段失去了根治腫瘤的機會，等待他的，將是步步緊逼的死神。一年後，小段帶著無限的遺憾離開了人世。從他的腸鏡結果，我們能夠看出他除了有乙狀結腸癌之外，還有多個大腸息肉。他的大腸息肉不是一般的增生性（hyperplastic polyps）和發炎性息肉（inflammatory polyps），而是癌變率極高的腺瘤性息肉（adenomatous polyps），按照我們的推測，小段之所以會得乙狀結腸癌，正是因為乙狀結腸腺瘤性息肉的逐步癌變所致，如果小段能夠早點就診，早點完善腸鏡檢查，也許他死亡的命運就能被更改，但是 —— 沒有如果！

　　小段的悲劇讓我扼腕嘆息，也一次又一次陷入深思，在癌症發生率和死亡率逐年升高的今天，我們該如何更好地預防它？早發現早診斷早治療，這是整個醫學界對癌症的共識。我覺得這更像是一場與時間的賽跑，我們無法用肉眼看到身體裡是否隱藏著腫瘤細胞，但是我們卻可以借助科學的檢查方式更早地發現它，然後將其消滅在搖籃之中。

　　小段的病例告訴我們腸鏡檢查的重要性，事實上，它除了能夠有效觀察到腸道的發炎性疾病，還能夠及時診斷大腸腺瘤性息肉和早期大腸癌，大腸腺瘤性息肉我已經詳細地講過了，而很多人會對早期大腸癌產生疑問：它的定義又是什麼？

　　醫學界將大腸癌分為五期：第 0 期～第四期。我們都知道大腸壁從內到外分為四層，黏膜層（mucosa）、黏膜下層（submucosa）、固有肌層（muscularis propria）和漿膜層（serosa）。0 期指這癌症是於處於最早的階段，病灶沒有超出腸道內側的黏膜層，也就是所謂的原位癌；第一期是這癌細胞已過這黏膜層，進入黏膜肌層（muscularis mucosae）與黏膜下組織，但未散布至固有肌層之外；第二期時癌症已經穿過大腸或直腸壁，侵入附近組織，但未蔓延及附近淋巴結；第三期時癌細胞已延及在附近淋巴結，但沒有波及身體其他組織；最後，第四期是指癌細胞已經轉移到遠處的器官，諸如肝臟、肺、腹膜或卵巢等等，也是癌症的末期。

　　我們都知道，胃鏡能夠檢查出早期食道癌和胃癌，這是毋庸置疑的。大量的臨床數據證實了這一點。腸鏡和胃鏡在原理上類似，那麼它對腸道疾病的診斷同樣準確可靠，我們每年腸鏡檢查都會發現很多例大腸腺瘤性息肉和早期大腸癌患者，其實這些人大部分都沒有特殊不適，只是出於健康而體檢。

　　很幸運，他們為健康買單的同時，也獲得了健康的恩惠。早期發現病變，可以將其消滅在搖籃之中，而且因為發現得早，治療也更加簡單有效，比如腺瘤性息肉可以在內視鏡下切除，而部分早期大腸癌，因為發現得早，有時只需透過內視鏡下黏膜切除術（endoscopic mucosal resection, EMR）或內視鏡下黏膜剝離術（endoscopic submucosal dissection, ESD）就可得到根治，從而避免了外科手術和放化療的創傷痛苦。

　　但是也有很多患者，一拖再拖，等到症狀非常嚴重的時候才來做腸鏡檢查，結果已是中晚期惡性腫瘤，就算能夠手術切除，術後也要承受痛苦的放化療，而且復發的可能性也大大增加。

　　所以，每當患者問我為什麼一定要做腸鏡檢查的時候，我總是舉例告訴他們，在健康面前，稍微一個疏忽可能就會導致極其嚴重的後果，健康掌握在自己的手裡，好的心態固然重要，但是科學的檢查方式，同樣不可替代。

讓我們高興的是，隨著生活水準的提高，越來越多的人開始重視健康；讓我們悲傷的是，很多可能存在大腸疾病的患者，寧願選擇 CT 這種有輻射的檢查方式，也不願選擇腸鏡這種無輻射的檢查，我們曾經做過一項調查，為什麼國內腸鏡的普及率偏低，很多患者的心聲，也許能為我們揭開答案。

身體並無不適，就不用胃鏡或腸鏡檢查了嗎？

謠言並不可怕，可怕的是謠言達到了惑眾的效果，卻沒有一種有效的方式拆穿它，我還是那句話：對付謠言的最佳手段，就是用科學的方式回擊它。很多人覺得自己並無身體不適，但這可能是假象，有些癌症在早期沒有任何症狀，比如早期胃癌，它可能連消化不良的症狀都沒有；比如大腸腺瘤性息肉或早期大腸癌，它可能不會引起腹痛，不會引起出血，不會引起大便性狀改變，但癌症的最佳治療時間恰恰是這個階段 —— 主觀覺得健康並不一定是真正的健康。

腸鏡檢查非常痛苦嗎？會導致腸穿孔嗎？

「腸鏡檢查太痛苦」，幾乎是所有不願意接受這項檢查的患者的一致理由。身為一名消化內科醫生，我不能說腸鏡檢查沒有任何不適，但絕對可以告訴你們，伴隨著檢查技術的提高，不適感完全是可以忍受的。過去，國內的腸鏡檢查都是雙人模式，即一

人送鏡一人控制旋鈕，雖然相互配合，但因為檢查技術的局限，的確會給患者帶來一定不適，最常見的就是腹部脹痛。

我們都知道腸鏡檢查的時候為了看清腸腔的走形，需要往腸道裡充氣，氣體讓患者有腹脹感，而大腸裡有部分腸管是游離的，一味進鏡，又會導致腸管過度伸展，這是導致疼痛的原因。

現在，單人腸鏡已日漸取代雙人操作模式，單人腸鏡，顧名思義就是一個人控制旋鈕一個人送鏡，相比雙人操作模式，它的優勢是操作手感明確、注氣少，插入過程不斷進行腸管的短縮，從而避免了腸管的過度伸展，患者痛苦小，安全程度非常高。可以這麼說，單人腸鏡爐火純青的技術，絕對可以讓患者輕輕鬆鬆，不會出現那種痛徹心扉、肝腸寸斷的脹痛感。

至於很多人擔心的腸鏡可能導致腸穿孔，事實上這種機率非常低，研究發現，腸鏡檢查導致腸穿孔的發生率在 0.17％～0.9％之間，平均 10,000 例中可能只有 1 例。我們都知道，醫學是一把雙刃劍，即便是 CT 檢查，也有輻射誘發癌症的風險。但是總體來看，腸鏡檢查還是非常安全的，只要選擇正規醫院和專業的檢查醫生，就不必太過擔心。

腸鏡檢查會傳播疾病？

有一部分患者，他們相信醫生的技術，卻擔心腸鏡的衛生問題，其實腸鏡的衛生和胃鏡的一樣，嚴格消毒後的腸鏡是不

會傳播愛滋病和病毒性肝炎的。（見《沒來由的病痛，胃都知道答案》，崧燁文化）

腸鏡檢查前要禁食很久嗎？

　　說到腸鏡檢查，我們必須要說的就是飲食準備和腸道準備。很多患者有這樣的誤解，他們覺得腸鏡檢查前要禁食很久，其實這種觀點是不正確的。當患者準備接受腸鏡檢查時，我們要求的飲食準備時間是 3 天，但這 3 天裡，並不要求患者禁食。檢查前 3 天，我們要求患者最好不要進食蔬菜葉及含籽的瓜果，因為它們屬於高纖維食物，不易消化。做腸鏡的醫生感觸最深，經常在患者的腸道裡看到各種未消化的蔬菜葉及瓜果的籽（最常見的是西瓜籽），這些東西黏附在腸壁上，會影響檢查醫生的視野，如果剛好黏在病變部位上，還有可能造成漏診，而這 3 天裡最適合的飲食方式就是低脂、細軟的半流質飲食，只有在檢查當日，我們才要求患者禁食。

　　至於口服瀉藥，這是腸道準備的必選項，因為腸道的清潔程度是決定腸鏡檢查成敗的重要因素，很多人曾有這樣的疑問：清潔灌腸可以代替瀉藥進行腸道準備嗎？

　　事實證明是不行的，我們都知道腸道的走形自下而上，分別是直腸、乙狀結腸、降結腸、橫結腸和升結腸，我們都知道，絕大多數灌腸其實都是將灌腸液送入直腸，顯然，這無法

保證整個大腸的清潔，即便採用高位灌腸，即把灌腸液送入更高的位置，也無法保證右側結腸（尤其是升結腸）的清潔。對於腸鏡檢查而言，沒有清潔過的腸道，就無法進鏡和觀察，所以目前醫學界的一致觀點是口服瀉藥效果最佳也最為重要。

有些人覺得口服瀉藥非常難受，事實上，瀉藥也是藥，它當然有不良反應，最常見的不良反應就是可能會引起噁心嘔吐，也會導致身體的虛脫無力。鑑於此，目前臨床上最常用做腸道準備的瀉藥有三種，分別是聚乙二醇、磷酸鈉鹽口服溶液（sodium phosphate oral solution）及甘露醇。

1. 聚乙二醇具有很高的分子量，在腸道內不會被水解也不會被吸收，它的原理是在腸液內形成高滲透壓，導致滲透性腹瀉（osmotic diarrhea）。聚乙二醇腸道準備的優勢是清潔腸道需時短，飲水量少，對腸道刺激少，一般不會引起水電解質紊亂。

2. 磷酸鈉鹽口服溶液是一種高品質的腸道準備藥物，它獨特的產品特點是清潔效果良好，因為有薑及檸檬口味，所以氣味刺激小，口感舒適，患者服水量小，耐受性佳，安全性高，服用簡便。

3. 甘露醇進入小腸後不被吸收，從而提高腸液的滲透壓，導致滲透性腹瀉，優點是服用的液體量很少，患者服用時耐受性較好，清潔腸道的效果佳，缺點是甘露醇在大腸內會

被細菌分解產生可燃氣體氫，當達到可燃濃度時（如進行高頻熱凝術），可能引起爆炸，一般情況下，只能用於單純的腸鏡檢查，不能對採用此方法的患者進行內視鏡下的各項高頻熱凝（radiofrequency）等治療。

哪些患者應該定期接受腸鏡檢查？

1. 因為大腸腺瘤樣息肉和大腸癌可能存在遺傳因素，比如典型的家族性腺瘤病，所以對於有家族史的患者，我們建議應該定期接受腸鏡檢查，每年 1～2 次。

2. 有研究發現，闌尾切除術或膽囊切除術後大腸癌發生率升高，所以對於已經將膽囊或闌尾切除的患者，我們也建議定期腸鏡檢查，可以每 2～3 年 1 次。

3. 原因不明的便血或持續糞便潛血陽性的患者，應該及時接受腸鏡檢查。

4. 不明原因的消瘦、貧血患者，應該及時接受腸鏡檢查。

5. 有消化道症狀，應該及時接受腸鏡檢查。對於發現大腸其他良性疾病，如慢性結腸炎、發炎性腸道疾病的患者，根據情況，可以每 1～2 年進行 1 次腸鏡複查。

6. 抽菸酗酒、缺少運動、蔬菜和水果進食少、長期高脂肪飲食、年齡在 40 歲以上，因為大腸腺瘤樣息肉和大腸癌的發病與不良的生活方式密切相關，所以對於這類族群，腸鏡

篩查大腸疾病的利大於弊，我們推薦每 3 ～ 5 年進行 1 次腸鏡檢查。

7. 明確有大腸息肉，已行或未行手術切除、已行大腸癌根治術的患者，這兩類族群必須密切追蹤，每年 1 ～ 2 次腸鏡檢查，絕不能掉以輕心，因為息肉有可能轉化成大腸癌，即便已經切除了息肉和大腸癌，它們也是有可能復發的，而且時間常常在 5 年內。

說到這，其實某些謠言便不攻自破了。但身為醫生，面對躊躇不決的患者，我們還得有耐心，科學的知識加上真誠的溝通，只要能把患者的困惑解除，大部分患者還是願意接受醫生建議的。就像小樂這樣的患者，道聽途說讓她一時拿不定主意，這個時候，我們不僅要闢謠，還要把我們的診療思路再詳細地說一遍，當然，患者擁有最終的自主選擇權。

很快，我和十萬君一起再次來到小樂所在的病房，我把解答的機會留給了十萬君，實習的時候就是要多鍛鍊一下，更要迎難而上。

十分鐘之後，我們再離開病房的時候，小樂的疑慮解除了，十萬君的臉上也露出了笑容。

他說：「老師，還是你厲害！」我笑著說：「要不，怎麼做你老師呢？」

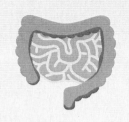

第十章　從大腸息肉到大腸癌究竟有多遠？

　　十萬君走進醫生辦公室的時候，我正在查看一名患者的CT片。

　　他手裡拿著一張腸鏡報告單，「老師，26床的檢查結果出來了，是乙狀結腸息肉。」我嗯了一聲，抬頭去望十萬君的時候發現他微微皺著眉頭。我心想，他準是又碰到難題了。

　　十分鐘前，十萬君剛到病房，26床的老段就喊住了他，老段從抽屜裡拿出腸鏡檢查報告單，交給十萬君的時候問了一句，「大腸息肉是不是一定要切啊？」

　　十萬君回答，「那也不一定，要看具體情況。」

　　沒想到老段是個刨根問柢的患者，他拿出手機，一邊看一邊唸，「你看，網路上說大腸息肉會變成大腸癌，很恐怖的，網友留言都說切比不切好。」

　　「這個，網路上的也不一定是真的……」再說下去，十萬君開始有點支支吾吾，明顯沒信心了。

　　於是他趕緊回來向我求助：大腸息肉究竟會不會轉變成大腸癌？到底要不要切除？

　　要想完美解釋老段的困惑，首先要了解什麼是大腸息肉。

　　醫學上，大腸息肉是指所有生長在結腸和直腸黏膜表面並向腸腔內突出的贅生物（neoplasm）總稱，我們都知道結腸包括乙狀結腸、降結腸、橫結腸和升結腸四部分，所以老段的乙狀結腸多發息肉，也屬於大腸息肉。但並不是所有的大腸息肉都會轉變成大腸癌，目前最常應用的大腸息肉分類為腺瘤性、缺陷瘤性（hamartoma）、發炎性和增生性四類。其中腺瘤性為癌前病變，屬於腫瘤性息肉；缺陷瘤性、發炎性和增生性息肉與癌變關係並不明確或不會發生癌變，統稱為非腫瘤性息肉。

大腸腺瘤性息肉包括哪些？

　　根據腺瘤中絨毛成分所占比例不同而將其分為管狀（絨毛成分小於 20%）、管狀絨毛狀（絨毛成分在 20%～ 80%）和絨毛狀（絨毛成分大於80%）三大類，其中以管狀腺瘤最為常見。

　　根據腺瘤的數量又可分為單發和多發，多發常見於家族性腺瘤性息肉症（familial adenomatous polyposis, FAP）、加德納症候群（Gardner's syndrome）和膠質瘤息肉症（glioma-polyposis），它的特點是多發性腺瘤伴有結腸癌的高發率。

1. 家族性腺瘤性息肉症，是一種常染色體顯性遺傳性疾病，30 %～ 50 % 的病例有 APC（adenomatous polyposis coli）基因突變，主要病理變化是大腸內廣泛出現數百到數

千個大小不一的息肉，嚴重者從口腔一直到直腸肛管均會發生息肉，息肉數量可達數千個，息肉自黃豆大小至直徑數公分不等，常密集排列，有時成串、成簇，息肉的數量隨著年齡增大而增多，開始生長的平均年齡是 15 歲，腺瘤的形成一般在 20 ～ 30 歲，發病初期無明顯症狀，隨著息肉的增多、增大，患者會出現腹痛、大便帶血、大便次數增多、貧血和腸阻塞等症狀。

家族性腺瘤病的另一個重要特徵就是癌變率很高，診斷此病後如果不及時治療，最短 5 年、最長 20 ～ 35 年內就會發生癌變，癌變高峰年齡在 40 歲左右。

2. 加德納症候群，是一種罕見的常染色顯性遺傳病，加德納（Eldon J. Gardner）於 1950 年首次報導了這種病例，1955 年正式命名為加德納症候群，與家族性腺瘤性息肉症不同的是，除了結腸息肉症外，它還伴有骨或軟組織腫瘤，骨瘤大多是良性的，好發於上下顎骨、顱骨及四肢長骨，伴隨牙齒畸形，骨瘤及牙齒形成異常往往先於大腸息肉，軟組織腫瘤有多發性皮脂腺囊腫（steatocystoma multiplex）或表皮樣囊腫（epidermoid cyst）及纖維性腫瘤（fibroma），也可見脂肪瘤（lipoma）和平滑肌瘤（leiomyoma）等，表皮樣及皮脂腺囊腫好發於面部、四肢及軀幹，往往在小兒期即已見到。纖維瘤常在皮下，表

現為硬結或腫塊。

3. 膠質瘤息肉症，是由大腸腺瘤病和中樞神經系統的膠質母細胞瘤（glioblastoma）、髓母細胞瘤（medulloblastoma）或腦下垂體腫瘤（pituitary tumor）組成的，大腸內腺瘤較少、分散，總數不超過200個，腺瘤發生早，惡性變化早，癌變率幾乎100%，一般在20歲以下，女性多見，與遺傳有關。

從大腸腺瘤性息肉到大腸癌究竟有多遠？

當然，不管是單發還是多發的腺瘤性息肉，它都不是一步就能變成大腸癌的，它的演變過程是微小腺瘤→早期腺瘤→中期腺瘤→後期腺瘤→大腸癌，一般腺瘤越大，形態越不規則，絨毛含量越高，上皮異型增生（dysplasia）越重，癌變機會越大。

說到這，新的問題出現了，既然腺瘤性息肉有可能會轉變成大腸癌，那麼，它轉變的時間究竟要多久？這其實並沒有一個固定的數值，但有一點是肯定的，多發腺瘤性息肉轉變成大腸癌的時間普遍更短，這與遺傳等因素密切相關，單發性腺瘤性息肉轉變成大腸癌我們用三個分水嶺：5年、10年、20年，發展為癌的機率分別為3%、8%、24%。

因為腺瘤性息肉的癌變可能，所以一旦發現，我們都會建議患者預防性切除。

大腸腺瘤性息肉的最佳治療方式是什麼？

目前絕大多數的大腸腺瘤性息肉可以透過腸鏡下摘除，當然，這也是最佳的治療方式，因為相對於傳統的外科手術，它的創傷小、安全易行、費用低，而且術後患者恢復快。

常用的大腸息肉內視鏡下治療方法有：內視鏡下黏膜切除術（EMR）、內視鏡下黏膜剝離術（ESD）、氬離子電凝術（argon plasma coagulation, APC）、活檢鉗息肉切除術（polypectomy）和線圈（snare）電凝切術。

EMR 通常用於直徑大於 0.5 公分、小於 2 公分的廣基（sessile）息肉，對於廣基息肉，普通的線圈電凝切術容易造成出血和穿孔，而 EMR 更為安全，對超過 2 公分的息肉切除有難度，此時可以採用 ESD；ESD 是在 EMR 基礎上發展起來的技術，可以切除直徑大於或等於 2 公分的廣基息肉，而且復發率低，但是出血或穿孔的風險比 EMR 要高；APC 是一種非接觸性凝固技術，透過電離的氬離子體，對息肉組織發揮凝固作用，適合 0.5 公分以下的無蒂小息肉；活檢鉗息肉切除術通常用於 0.5 公分以下的無蒂微小息肉切除，缺點是有可能出現息肉殘留；線圈電凝切術適用於病變面積小的有蒂息肉，病變大時術後創面大，易出血，同時也不利於息肉的切除。

對於多發性腺瘤性息肉症，也可透過內視鏡將息肉稀疏區的息肉分批摘除，隨著疾病的進展，如果結腸息肉的數目已經

太多，無法安全有效地進行內視鏡下息肉切除，這時往往需要進行預防性全結腸切除，雖然更保險，但也增加了患者的痛苦。

非腫瘤性息肉包括哪些？

除了腺瘤性息肉，你還需要了解非腫瘤性息肉。事實上，我們在臨床上遇到的大腸息肉患者，多是非腫瘤性息肉，就像老段這樣的患者，腸鏡雖然顯示乙狀結腸息肉，但是從息肉的形態、大小、特徵和病理類型來判斷，它都不屬於腺瘤性息肉，而是屬於增生性息肉。

1. 增生性息肉，又稱化生性息肉，多發生在直腸，多數 40 歲以後發病，隨著年齡增長，發生率增高，息肉的數目雖多，但無明顯的症狀，偶有大便帶鮮血。增生性息肉在臨床上非常常見，我們經常能碰到大腸息肉的患者來諮詢，其實基本都是增生性息肉，它的組織學表現是腺體增生延長，被覆的腺上皮呈鋸齒狀，腺上皮細胞沒有異型性（atypia）。根據組織學特徵，增生性息肉屬於非腫瘤性息肉的範疇，它轉變為大腸癌的可能性是微乎其微的。

2. 發炎性息肉，又稱假息肉，是指黏膜組織的慢性發炎，黏膜組織過度增生及肉芽組織增生向黏膜表面突出形成帶蒂的腫物。此類息肉多繼發於大腸各種發炎性疾病，如潰瘍性結腸炎、克隆氏症（Crohn's disease）等，和增生性息肉一樣，

發炎性息肉轉變為大腸癌的可能性也是微乎其微的。

3. 缺陷瘤性息肉，雖然是非腫瘤性息肉，但具有腫瘤樣增生的特徵，常見於幼年型息肉症（juvenile polyposis syndrome, JPS）、黑斑息肉症候群（Peutz-Jeghers syndrome, PJS）、Cronkhite-Canada 症候群（CCS）以及考登氏症候群（Cowden syndrome, CS）。

錯構瘤性息肉的特殊表現有哪些？

1. 幼年型息肉症屬於常染色體顯性遺傳，多見於兒童，其中以學齡前及學齡期兒童最多見，分為三型：嬰兒型、結腸型和胃腸道瀰漫型（diffuse type）。嬰兒型較少見，多分布於末端迴腸和結腸，少數病例胃、十二指腸和小腸也有，多在生後數週內出現症狀，表現為黏液性腹瀉、嘔吐、便血，繼發貧血及營養不良等，也可能出現腸阻塞、直腸脫垂和腸套疊（intussusception）。結腸型是最常見的一種類型，息肉多位於結腸，症狀主要是便血或黏液便及結腸息肉脫垂。胃腸道瀰漫型的息肉分布於全消化道，往往以反覆上消化道出血為主要症狀，而且常常合併先天性畸形，比如肺動靜脈畸形、腦積水、唇裂、先天性心臟病、隱睪等。

2. 黑斑息肉症候群，屬於常染色體顯性遺傳疾病，表現為伴有皮膚黏膜色素沉澱的全胃腸道多發性息肉症候群，黑色

素斑是該病的主要特徵之一，多見於口唇、口腔黏膜和手足掌側等處。

3. Cronkhite-Canada 症候群是一種後天性、非家族性症候群，中老年發病，典型的特徵是瀰漫性胃腸道息肉症，伴皮膚黑斑、指甲萎縮、掉髮、腹痛、腹瀉等，大部分患者還會出現吸收不良症候群和營養不良，呈進展性，預後（prognosis）不良。

4. 考登氏症候群又稱多發性缺陷瘤症候群，是由 PTEN（一種酪胺酸磷酸酶）基因生殖系突變（germline mutation）引起的一種常染色體顯性病變，臨床上較為罕見，一般表現為消化道息肉症合併皮膚病變及口腔炎，會併發多臟器惡性腫瘤，如乳癌、子宮癌和非髓質甲狀腺癌（non-medullary thyroid cancer, NMTC）。

非腫瘤性息肉究竟要不要治療？

增生性息肉和發炎性息肉往往體積很小，也不會引起不適的症狀，患者能與這兩種類型的息肉和平相處，所以碰到這兩種息肉，一般定期複查即可，毋須特殊治療。也有研究發現，雖然這兩種息肉癌變的可能性微乎其微，但是隨著時間的推移，息肉的體積卻是有可能增大的，如果息肉的直徑在 2 公分以上也應該引起重視，因為在增大的過程中，有可能出現異型

增生，我們都知道異型增生也屬於癌前病變，碰到這種情況，最佳方案也是積極干預摘除，所以即便是增生性息肉和發炎性息肉，也要定期複查腸鏡觀察。

　　說到這，話題再回到老段身上，腸鏡報告顯示乙狀結腸息肉，但只有 0.8 公分，而且病檢顯示為增生性息肉，為非腫瘤性息肉，所以毋須手術治療，只需動態觀察、定期複查腸鏡即可。

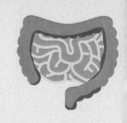

第十一章 大腸癌離我們很遙遠嗎？

「哎，又是直腸癌！」十萬君看著病理報告單不由得感慨道。

「你說的是 25 床的老墨吧？其實沒做腸鏡前，我就懷疑他是直腸癌，不明原因的消瘦便血，做肛門指診的時候在直腸觸及了表面凹凸不平的腫塊，可以說老墨的臨床表現相當典型。」

「明明消瘦便血有一年之久，卻一拖再拖，最終延誤了病情，想想真是可惜。」十萬君無奈地搖著頭，的確，這段時間，我們所主治的患者總是有人被確診大腸癌，一個月裡已經發現了十例，平均每三天就是一例，更讓人心痛的是，一旦確診，往往都已經是中晚期，即便有的轉去外科接受了手術治療，但未來究竟會怎樣，卻沒有人敢保證。

大腸癌離我們一點都不遠

伴隨著生活水準的提高，大腸癌的發生率卻不降反升，有很多人問我其中原因。

我的觀點是，第一，生活水準提高了，人們也越來越重視自身健康。現在很多縣市的醫院發展都還不錯，過去人們只能

前往大都市看病，但現在不用了，住家附近的醫院同樣擁有不俗的實力。就醫的方便快捷，各種檢查設備的普及，使得人們可以在最短的時間內接受檢查。過去的檢查方式有限，很多疾病診斷困難，現在不同了，特別是腸鏡檢查技術的高速發展，讓越來越多的大腸癌被診斷出來。第二，沒有人天生就罹患大腸癌，它的發病有著其獨特的因素，其中非常重要的一點就是生活因素，生活水準的提高，讓人們遠離了飢餓，可是各種不健康的飲食習慣卻也助長了大腸癌的發生率。

如今，十大癌症中，大腸癌在臺灣已經連續 14 年蟬聯第一，大腸癌離我們一點也不遙遠。

我經常會接到很多患者或家屬的諮詢，無一例外，他們對大腸癌充滿恐懼，可是也充滿疑問，這些疑問主要集中在六方面。

第一，大腸癌真的和飲食有關嗎？

我們都知道大腸癌的發生率在世界不同地區差異很大，其中以北美洲、大洋洲發生率最高，歐洲居中，亞非地區較低。我們就可以得出這樣的結論：不同的地區環境不同，飲食習慣也不同，這些都可能是導致大腸癌發生率有高低之分的重要因素。

研究發現，高脂肪、少纖維飲食者，罹患大腸癌的機率較高。劍橋大學曾經公布一項有關飲食與癌症的大型研究，接受調查者達 40 萬人之多。結果顯示，高纖維飲食能有效減低患上致命癌症的危險機率達 40%，特別是大腸癌。

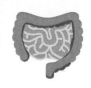

第二，不良生活習慣和大腸癌的發病有關嗎？

　　除了飲食因素外，罹患大腸癌的患者往往還存在其他不良生活習慣，比如缺乏運動、長期吸菸、生活過度緊張。

1. 肥胖患者除了飲食控制欠佳之外，往往缺少運動，很多人認為運動會使人更容易疲勞，其實不然。幾乎所有進行定期運動的人都能夠感到自己精力充沛，很少具有疲勞感，堅持規律的運動可以有效提高人體多項重要生理機能，還能較好地控制體重，促進腸蠕動，有助於大便排出，所以堅持運動對預防大腸癌有益。相反，如果缺乏運動，不但不利於體重的控制，還會導致大腸蠕動減慢，腸道內的毒素無法及時排出體外，各種潛伏的致癌物質與腸黏膜接觸的時間和機會大為增加，大腸癌的危險性自然也就提高了。

2. 吸菸有害健康，這是大家都熟知的常識。迄今為止，吸菸和肺癌的關係被人們研究得最為透徹，大量的臨床數據和流行病學資料已經證明，這點毋庸置疑，那麼吸菸和大腸癌是否也有關係呢？

　　肺是香菸最大的受害器官，原因是煙霧與肺部的直接接觸，大腸雖然不與煙霧直接接觸，但是煙霧中的亞硝胺（nitrosamine）和雜環芳香胺（heterocyclic aromatic amines, HAAs）卻可以透過全身血液循環抵達大腸從而發揮毒性作用。

當然，冰凍三尺非一日之寒，吸菸導致大腸癌絕不是一天兩天的事，有研究認為，從開始吸菸到發生大腸癌需要30～40年時間，如果同時加上其他不良生活習慣，時間可能會縮短。

我之前說過，大腸腺瘤性息肉和大腸癌密切相關，目前吸菸是大腸腺瘤的危險因素已經得到證實。

3. 至於精神因素，我們都知道生活過度緊張可能導致嚴重的焦慮症、憂鬱症，這些會造成腎上腺素和腎上腺皮質激素（adrenocortical hormones）分泌增加，引起腸道蠕動減慢，造成食物殘渣在腸腔停留時間延長，使得更多的致癌物被吸收，進一步誘發大腸癌。另外，精神焦慮憂鬱可能導致機體免疫功能失調，使其對某些突變的上皮細胞監控清除能力減弱，更容易給予癌細胞可乘之機。

第三，慢性便祕和大腸癌真的有關嗎？

我們在工作中經常碰到慢性便祕患者，他們長期飽受便祕困擾，內心深處也有更大的恐懼：長期便祕會引起大腸癌嗎？

我們不能說長期便祕一定會引起大腸癌，但是兩者之間確實存在關聯，我們都知道，便祕患者往往每週排便少於3次，大量的糞便堆積在腸道中，糞便中的各種毒素和致癌物對腸上皮的作用時間大大增加，那麼患者罹患大腸癌的危險自然也比健康的人要高。

　　其實除了慢性便祕外，像慢性腹瀉、黏液血便、慢性闌尾炎或闌尾切除術、慢性膽囊炎或膽囊切除術，這些都是大腸癌發生的高危因素。

　　所以臨床工作中，一旦碰到這樣的患者來諮詢，我們都會建議完善腸鏡檢查，因為他們具備罹患大腸癌的高危因素，只有定期腸鏡檢查才能早發現早診斷早治療。

第四，發炎性腸道疾病和大腸癌有關嗎？

　　提起發炎性腸道疾病，很多人並不陌生。它是一種由多種病因引起、異常免疫介導的腸道慢性及復發性炎症，有終身復發傾向，潰瘍性結腸炎和克隆氏症是其主要疾病類型。

1. 潰瘍性結腸炎，可發生於任何年齡，多見於 20 ～ 40 歲，男女發生率無明顯差別，病變主要限於大腸黏膜與黏膜下層，呈連續性瀰漫性分布，多從直腸開始，可能波及全結腸甚至迴腸末端，反覆發作的腹瀉、黏液膿血便和腹痛是其主要表現。

2. 克隆氏症，可發生於任何年齡，多見於 15 ～ 30 歲，男女發生率相似，病變主要累及迴腸末端和鄰近結腸，但從口腔至肛門各段消化道均可能受累，呈節段性或跳躍式分布，腹痛、腹瀉、腹部包塊、廔管形成和腸阻塞是其主要表現。

　　我對十萬君說，發炎性腸道疾病的可怕之處就在於它不但難以根治、容易復發，而且隨著時間的延長，有可能轉換為大

腸癌，其中以潰瘍性結腸炎的癌變率最高。研究發現，病程大於 20 年的潰瘍性結腸炎患者大腸癌發生率為一般人的 10 ～ 20倍，克隆氏症患者大腸癌的發生率雖然低於潰瘍性結腸炎，但也可以達到一般人的 4 ～ 7 倍。

第五，大腸癌真的會遺傳嗎？

遺傳因素的確與大腸癌有一定關係，醫學上 5%～ 20%的大腸癌為遺傳性大腸癌，主要包括家族遺傳性非息肉症大腸癌和家族性腺瘤性息肉症，兩類遺傳性大腸癌的遺傳方式皆為常染色體顯性遺傳。

有資料顯示，普通族群中大腸癌的終身發病危險率為 5%～ 6%，但大腸癌患者其二等親內（父母、兄弟姐妹、子女）患大腸癌的危險性將增加至 3 ～ 4 倍，若二等親內有兩人患大腸癌，則危險性將上升至 4 ～ 6 倍，這表示，即使是在散發性（sporadic）結腸癌患者家族成員中，大腸癌發生率同樣高於一般人，遺傳亦發揮了重要作用。

第六，為什麼年年做體檢還會得大腸癌？

「老師，你不是說治療大腸癌的最佳方式是早發現早診斷早治療嗎？可是為什麼很多人年年做體檢，最終還是會得大腸癌，而且一發現往往是中晚期？」

我們都知道發現大腸癌的最佳方式是腸鏡檢查，有人認為超音波、CT、腫瘤標記（tumor marker）這些能夠檢測大腸

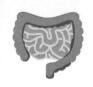

癌是否存在，顯然，這是不科學也不專業的。我們一直強調早發現早診斷早治療的重要性，事實上，除了腸鏡能做到這一點外，其他的檢查方式都無法做到，等到它們能做到的時候，大腸癌已經全身廣泛轉移，這個時候即便發現，意義也不是很大，因為失去了治療的最佳時機，患者只能等死。

　　這就是為什麼年年做體檢，可能依然會得大腸癌的重要原因。

　　事實上，更讓人心痛的是，醫學上 50％～ 60％的大腸癌患者一發現往往就是中晚期。早期出現症狀時，患者沒有加以重視，他們不知道腸鏡檢查的重要性，而選擇了其他的檢查方式。此舉可能掩飾了早已存在的病變，誤以為自己身體健康，直到症狀逐漸加重，這個時候，腫瘤往往已經浸潤（infiltrate）了整個腸壁，甚至發生了轉移。這時候即便確診了，治療效果也不會特別好。

　　所以對於那些可能罹患大腸癌的高危族群，我的建議是，一定要在體檢項目裡加上腸鏡。

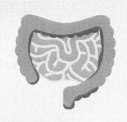

第十二章　阿斯匹靈真的能預防大腸癌嗎？

「老師，曉東請你開一盒阿斯匹靈給他。」十萬君走進醫生辦公室對我說。

「查房的時候他不是不在嗎？」我抬起頭望著十萬君。

「剛剛我在走廊上看到他了，他說出去吃了早餐。」十萬君說到這頓了一下，然後接著說，「老師，我很奇怪，他為什麼要吃阿斯匹靈？」

不會是幫家人拿的吧？其實我經常遇到這樣的患者，以為自己住院，就能幫忙替家屬拿藥做檢查，當然，無論是醫院還是法律，都明令禁止。

我站起來，正準備去找曉東問個明白，他倒先找來了。

「醫生，剛出去吃早餐了，麻煩幫我開一盒阿斯匹靈。」曉東又對我重複了一遍。

「你吃？」我困惑地望著曉東。

「哈哈，不是我吃還能是誰吃？」曉東用手摸著腦袋，他反倒被我弄糊塗了。

「你吃阿斯匹靈幹什麼？」十萬君接話問了下去。

「網路上不是說這種藥能夠預防大腸癌嗎？我腸道功能一直

107

不好，吃點預防一下。」

　　原來如此。當然，我並沒有直接拒絕曉東，在他離開後，我把十萬君叫到身邊，然後問他，「你說說看，阿斯匹靈真的能預防大腸癌嗎？」

　　「老師，這……這個我真的不知道，不過阿斯匹靈會引起急性胃黏膜病變我是知道的。」十萬君支支吾吾，這讓我想到了不久前對他說過的阿斯匹靈對胃黏膜的損傷。（見《沒來由的病痛，胃都知道答案》，崧燁文化）

　　阿斯匹靈誕生於西元 1899 年 3 月 6 日，關於它的很多研究已經得到了醫學界的公認，比如它能夠減少動脈粥樣硬化斑塊處因血流減慢而導致的血栓積聚，從而減少對心臟和腦組織的缺氧損傷，所以在預防和治療心腦血管疾病方面具有突出作用。

　　但是隨著研究的深入，人們發現，阿斯匹靈似乎能夠有效地預防消化道腫瘤。

　　要想揭開真相，我們還得來回顧一下阿斯匹靈的作用機制。

　　當我提出這個問題的時候，十萬君自告奮勇回答，阿斯匹靈屬於非類固醇消炎藥（NSAIDs），它透過抑制環氧合酶（cyclooxygenase, COX）而發揮作用，COX 是花生四烯酸（arachidonic acid）代謝的限速酶（rate-limiting enzyme），有兩種同分異構物，分別是結構型 COX-1 和誘生型 COX-2，雖然它們是一對孿生雙胞胎，但是性格卻大相逕庭，其中 COX-1

在體內大多數細胞中都有穩定表現，能合成具有保護作用的前列腺素（prostaglandin, PG），以維持胃腸道黏膜的完整性，同時發揮抗血小板聚集的作用，COX-2 在正常組織中不表現，但會被內毒素、白血球介素 1 族（interleukin-1, IL-1）、腫瘤生長因子 -β 和腫瘤壞死因子（tumor necrosis factor, TNF）等多種炎性因子和 RAS、SRC 等癌基因誘導，在發炎、組織損傷和腫瘤形成過程中大量表現。

　　十萬君的回答非常全面，透過它的作用機制，我們很容易得知，阿斯匹靈之所以會導致急性胃黏膜病變，就是因為它會抑制 COX-1，從而影響胃腸道黏膜的修復。

　　但別忘了，它同樣可以抑制 COX-2，雖然 COX-2 在正常結腸組織中不表現，但卻會被多種炎性因子和癌基因誘導，所以當大腸出現病變的時候，情況就變得不同了，研究發現，在大腸腺瘤樣息肉及大腸癌中，COX-2 的表現明顯升高，但 COX-1 卻沒有明顯改變，由此人們推測，COX-2 在大腸腫瘤的早期形成和發展過程中產生了重要作用。

　　有人認為阿斯匹靈之所以能夠預防大腸癌，說白了就是因為它能夠抑制 COX-2。

　　多項研究顯示，應用阿斯匹靈的患者發生大腸腺瘤性息肉或大腸癌的危險性可降低 40%～ 50%，即便是已經罹患大腸腺瘤性息肉或大腸癌，手術根治後口服阿斯匹靈依然能夠降低它

們復發的危險性，因為大腸腺瘤性息肉屬於癌前病變，所以也有觀點認為，阿斯匹靈透過預防大腸腺瘤性息肉的發生間接預防了大腸癌的發生。事實上，這種觀點已經在 FAP 的臨床研究中得到證實，COX-2 抑制劑能夠減少息肉的數量和大小，阻止腺瘤性息肉進展成為大腸癌。由此可見，阿斯匹靈能夠預防大腸癌絕不是空穴來風，事實上，很多文獻都認為阿斯匹靈不但能夠預防心腦血管疾病，也能夠預防大腸癌。

　　但是說到這，新的問題又來了，我問十萬君，是不是僅憑這些，我們就能開藥給曉東呢？事實上，某些研究成果會被人們過度放大。舉個簡單的例子，今天有人說香蕉能夠有效預防癌症，那麼大家都吃香蕉，甚至把香蕉當成每日必點的水果，但是明天又有人說香蕉致癌，於是大家惶恐不安，立刻把所有的香蕉丟掉。

阿斯匹靈怎麼吃才防癌？

　　阿斯匹靈同樣如此，資訊的快捷讓人們容易得知它在預防疾病方面的優勢。可怕的是，越來越多人加入到口服阿斯匹靈來預防大腸癌的隊伍當中。為什麼會這樣？我想最關鍵的還是人們的恐癌心理。伴隨癌症發生率提高，恐懼的人們開始尋找某些能夠抗癌的食物和藥物，就像幾千年前秦始皇為了長生不老派人去尋找丹藥一樣，人們對健康的渴望能夠理解，但是有

時候，物極必反！美國哈佛醫學院麻省總醫院（Massachusetts General Hospital, MGH）Chan 等進行的前瞻性研究雖然肯定了阿斯匹靈對大腸癌的預防作用，但是也發現，要想有效預防大腸癌，除了每週要口服至少 14 片阿斯匹靈以外，還要堅持服用至少 10 年，而且服用時間越長，效果越顯著。

「老天，要吃至少 10 年？」聽到我這麼說，十萬君一臉的驚訝。

對，也就是說如果曉東要想透過阿斯匹靈達到預防大腸癌的效果，從現在口服，至少要 10 年，因為服用時間越長，效果越顯著。

這也太漫長了，要說堅持一兩天不難，十年，就不一定了。

所以我覺得曉東只是一時衝動，當他知道真相的時候一定會打退堂鼓，即便有人意志堅定，特別是恐癌心理嚴重的族群，他們可能願意堅持這麼久，但是永遠別忘，所有的藥物都是一把雙刃劍，阿斯匹靈同樣如此。它能治病，也能致病，並不是人人都能吃阿斯匹靈。身為醫生，每開一次阿斯匹靈，我都會反覆權衡，而且會告訴我的患者口服阿斯匹靈可能帶來的風險。最常見也最可怕的就是胃腸道出血和出血性中風。如果一個人只是單純地為了預防大腸癌而長期口服阿斯匹靈，一旦出現嚴重的胃腸道出血和出血性中風，那麼這兩種併發症很有可能要了他的命。再或者，如果一個人已經到了 90 歲以上，這

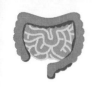

個時候為了預防大腸癌而選擇口服阿斯匹靈，你覺得是利大於弊，還是弊大於利？

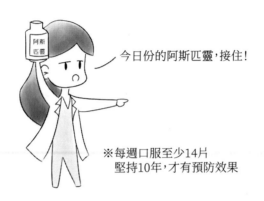

今日份的阿斯匹靈，接住！

※每週口服至少14片
堅持10年，才有預防效果

　　因為醫學本身是一把雙刃劍，所以我們在選擇的時候一定要三思而後行。

　　我對十萬君說，鑑於阿斯匹靈預防見效時間很長，所以從50～59歲開始服用阿斯匹靈會更有效果。另外，年紀越大，阿斯匹靈帶來的出血風險越大，所以60歲以上才開始服用阿斯匹靈，不會比50～59歲時開始服用獲益更多。

　　我們都知道大腸癌的高危因素包括男性、有大腸腺瘤樣息肉或大腸癌家族史、長期吸菸、肥胖、有膽囊手術史、血吸蟲病史等，所以我認為對於50～59歲的患者，如果既滿足聲明中的第一點，又存在這些高危因素，那麼口服阿斯匹靈預防大腸癌的適應症將會更強。

　　最後讓我們再回到曉東身上，問題就變得非常簡單了。曉東只有 35 歲，沒有大腸癌的家族史，腸鏡檢查沒有發現大腸腺瘤樣息肉，他也沒有心血管疾病，這個時候如果貿然口服阿斯匹靈，一旦出現胃腸道出血，顯然得不償失，權衡利弊，藥物所帶來的風險大於獲益，所以我們不推薦曉東口服阿斯匹靈。

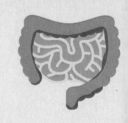

第十三章　你一定要知道的腸道寄生蟲

「老師，小朋友感染了寄生蟲怎麼辦？」十萬君一邊翻醫學微生物學（clinical microbiology）一邊問我。

我停下手頭的工作，問他，你說的寄生蟲具體是哪一類？

「應該是蛔蟲吧！」十萬君有點不太確定，然後自言自語，「咦，我不是請他傳一張圖片過來？到現在都沒收到！」見我聽得一頭霧水，他頓了頓，又解釋道，「是我高中化學老師的兒子，今年 6 歲，最近一直喊肚子痛，而且今天中午上廁所的時候還排了一條蟲出來！這可把我那老師嚇壞了，立刻打電話給我，問怎麼回事，是不是肚子裡長蟲了？」

原來如此，雖然十萬君給出的資料有限，但我還是敏感地意識到，可能是腸道蛔蟲病（intestinal ascariasis）。

其實，腸道蛔蟲病是腸道寄生蟲病（intestinal parasite infection）的一種，提起它，很多人並不陌生，它是童年時期的噩夢，肚子裡鬧蛔蟲，那種痛不欲生的感覺，刻骨銘心！即便已經行醫十年，我依然不願意回憶童年罹患蛔蟲病的日子，那段時間，痛到在床上打滾，當嘴巴裡嘔出蛔蟲，肛門口鑽出蛔蟲的時候，簡直是揮之不去的夢魘！只是與當年不同，現在

的我早已痊癒，醫學讓我對腸道寄生蟲病有了更深的認識和了解，因為親身體會過，所以我決定好好科普一下有關腸道寄生蟲的知識。

為什麼寄生蟲喜歡腸道？

我對十萬君說，這個世界很奇妙，伴隨著漫長的生物演化過程，生物與生物之間的關係更加複雜，凡是兩種生物在一起生活的現象，自然界統稱為共生關係；在共生現象中，根據兩種生物之間的利害關係又可大致分為片利共生、互利共生和寄生。片利共生是指兩種生物在一起生活，其中一方受益，另一方既不受益，也不受害；互利共生是指兩種生物在一起生活，在營養上互相依賴，長期共生，雙方有利。至於寄生，則是指兩種生物在一起生活，其中一方受益，另一方受害，後者提供前者營養物質和居住場所，其中受益的一方稱為寄生物，受損害的一方稱為宿主。

而腸道寄生蟲，顧名思義，就是寄生在人體小腸和（或）大腸裡的寄生蟲，牠的種類繁多，在人體內寄生過程複雜，引起的病變也並不只限於腸道。說到這，十萬君有了新的疑問：「老師，為什麼寄生蟲特別喜歡腸道，而食道和胃這些地方卻很少見呢？」

我之前說過，小腸是人體食物消化和吸收的主要場所，只

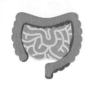

有在小腸裡，才能讓食物中的醣類最終分解為單醣，蛋白質分解為胺基酸，脂類分解為甘油及脂肪酸，只有大物質變成小物質，大分子變成小分子，營養物質才能被機體吸收，所以小腸能提供豐富的營養物質，而寄生蟲的生存恰恰需要這些營養物質的供給。大腸分泌液的 pH 為 8.3 ～ 8.4，裡面含有大量的無機鹽、水分和細菌，能提供一部分營養，所以寄生蟲也會選擇這裡。

至於食道，因為空間狹窄、蠕動快，無法提供充分的營養物質，所以寄生蟲不會選擇這裡。而胃部，雖然有足夠大的空間，但胃內 pH 為 0.9 ～ 1.5，酸性太強，寄生蟲根本受不了。

雖然小腸寄生蟲的種類繁多，但常見的有兩類，一類為蠕蟲類（helminth），包括蛔蟲（Ascaris lumbricoides）、鉤蟲（hookworm）、蟯蟲（pinworm）、鞭蟲（Trichuris trichiura）、旋毛蟲（Trichinella spiralis）、條蟲（tapeworm）和薑片蟲（Fasciolopsis buski）等，蠕蟲為多細胞無脊椎動物，能借助身體的肌肉收縮而做蠕形運動，故通稱為蠕蟲。另一類為原蟲類（protozoa），如隱孢子蟲（Cryptosporidium）和痢疾阿米巴（Entamoeba histolytica），原蟲為單細胞的真核動物，體積雖微小，卻能獨立完成生命活動的全部生理功能。

1. 蛔蟲病是全世界最常見的寄生蟲感染，全世界的感染者約有 12 億。研究發現，蛔蟲是一種大型蚯蚓狀線蟲，長度可

達 15～35 公分，壽命可達 1～2 年，呈乳白色或淡紅色，雌雄異體，雄蟲短而細，雌蟲長而粗，雌蟲每日可產卵約 20 萬個，被雄蟲受精後，受精卵在潮溼、溫暖、蔭蔽的土壤中維持生存可達 17 個月，被人吞食後，幼蟲會在小腸上段孵出，穿過腸壁，進入肝門靜脈循環，經肝、下腔靜脈、右心移行到肺，再經氣管至咽喉部被嚥下，在小腸內發育為成蟲。

2. 鉤蟲主要是指十二指腸鉤蟲（Ancylostoma duodenale）和美洲鉤蟲（Necator americanus），在全世界感染了成千上萬的人，是僅次於蛔蟲病的寄生蟲感染，成蟲的長度約為 1 公分，壽命可達 5～7 年，同樣有雌雄之分，雌蟲每日排卵約 9,000 個，蟲卵經糞便排出，在潮溼的泥土中孵化發育成絲狀蚴（傳染期幼蟲），如果暴露在有絲狀蚴的土壤中，絲狀蚴會迅速穿透皮膚進入人體，透過靜脈循環到達肺部，再經氣管到達咽部，之後吞入消化道，最終在小腸內發育為成蟲。

3. 條蟲是一種巨大的腸道寄生蟲，普通成蟲的體長可以達到 72 英尺（21.9456 公尺），寄生於人體的條蟲有四大類，包括帶條蟲（Taenia，牛帶條蟲和豬帶條蟲）、膜殼條蟲（Hymenolepis）、棘球條蟲（Echinococcus）和裂頭條蟲（Diphyllobothrium），發病以 21～40 歲多見，雌

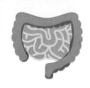

雄同體，成蟲絕大多數寄生在脊椎動物的消化道中，生活史大多需 1 ～ 2 個中間宿主（secondary host），人類感染條蟲主要是糞對口傳播或攝取了受汙染、未熟的牛肉豬肉等，條蟲吸附在腸黏膜上，發育為成蟲，壽命可長達 60 年以上。

4. 蟯蟲病是兒童常見的寄生蟲病，常在家庭和幼兒園、小學等蟯蟲兒童集居的群體中傳播，牠外形似一條白線，後部呈長長的針形，長度大約 2 公分，成蟲寄生於人體的盲腸、闌尾、結腸、直腸及迴腸下段。當人睡眠後，肛門括約肌鬆弛時，部分雌蟲爬出肛門，在附近皮膚產卵，產卵後，雌蟲多因乾枯死亡。少數雌蟲會由肛門蠕動移行返回腸腔，引起二度感染，雌蟲在肛周的蠕動刺激，使肛門周圍發癢。當患兒用手抓癢時，感染期蟲卵汙染手指，經肛門—手—口方式感染，形成自體感染（self-infection）。感染期蟲卵也會散落在衣褲、被褥、玩具、食物上，經口或經空氣吸入等方式使其他人感染，雖然雌蟲壽命一般為 1 ～ 2 個月，但兒童往往透過自體感染、食物或環境的汙染而出現持續的再感染，從而使蟯蟲病長期不癒。

5. 鞭蟲又稱毛首鞭形線蟲，蟲體呈鞭狀，雌蟲體長 35 ～ 50 毫米，雄蟲 30 ～ 45 毫米，成蟲壽命 3 ～ 5 年，長者可達 8 年。人是鞭蟲唯一的宿主，成蟲主要寄生於人盲腸內，嚴

重感染者可見於結腸、直腸甚至迴腸下端等處，成蟲在寄
生部位交配產卵。一條雌蟲日產卵 5,000 ～ 20,000 粒，卵
隨寄主糞便排出體外，在土壤中經過 3 週左右的時間發育
成感染卵，感染卵隨被汙染的食物、蔬菜或水源經口感染，
卵在小腸內孵化，侵入局部腸黏膜，攝取營養並發育。

6. 旋毛蟲病是由旋毛形線蟲成蟲寄生於小腸和幼蟲寄生於肌
肉所引起的一種人獸共患的寄生蟲病，人因吞食含有囊體
（cyst）的生豬肉或其他動物肉而受到感染。成蟲體小，向
前端漸細，雌蟲長 3 ～ 4 毫米，雄蟲不及 2 毫米。雌雄交
配後雄蟲死亡，雌蟲潛入腸黏膜，排出幼蟲，幼蟲由沿淋
巴管或靜脈流經右心至肺，然後隨體循環到達全身各器官、
組織及體腔，但只有侵入橫紋肌（striated muscle）的幼
蟲才能繼續發育成囊體，借助囊體，幼蟲可存活 3 年。

7. 薑片蟲，又稱為布氏薑片吸蟲，成蟲碩大、肉紅色，蟲體
肥厚，橢圓形，背腹扁平，前窄後寬，長 20 ～ 75 毫米，
寬 8 ～ 20 毫米，厚為 0.5 ～ 3 毫米，薑片蟲需有兩種宿主
才能完成其生活史，中間宿主是扁卷螺（Planorbidae），
終宿主（definitive host）是人和豬，蟲卵隨終宿主糞便
排入水中，在適宜溫度下經 3 ～ 7 週的發育孵出纖毛幼蟲
（miracidium）。纖毛幼蟲侵入扁卷螺的淋巴間隙中，經
胞狀幼蟲（sporocyst）、雷氏幼蟲（redia）等階段發育

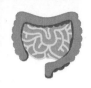

為尾動幼蟲（cercariae），逸出螺體，吸附在水生植物表面，最後脫去尾部而形成囊狀幼蟲（metacercaria），人在生食含有囊狀幼蟲的菱角、荸薺、蓮藕後，囊狀幼蟲在消化液和膽汁作用下脫囊，逸出後幼蟲依附於十二指腸或空腸上段的黏膜上吸取營養，經 1 ～ 3 個月發育為成蟲，成蟲的壽命一般為 1 ～ 2 年，長者可達 4 年半。

8. 隱孢子蟲，為體積微小的球蟲類寄生蟲，寄生於人體的蟲種主要是小隱孢子蟲（Cryptosporidium parvum），人類感染是由於吞食了隱孢子蟲的卵囊，空腸近端是最常見的感染部位，嚴重者會擴散到整個消化道，引起小腸消化不良和吸收障礙，嬰幼兒、愛滋病患者、接受免疫抑制劑（immunosuppressive agents）治療的患者以及免疫功能低下者更易感染隱孢子蟲，在歐美，11%～ 21%的愛滋病患者腹瀉便中發現該蟲卵囊，而在非洲等開發中國家可達 12%～ 48%。

9. 痢疾阿米巴，有營養體（trophont）和囊體兩期，營養體分為大小兩型，大營養體生活於腸壁等組織，又稱組織型營養體，有致病力，會吞噬紅血球。小營養體生活於盲腸和升結腸的腸腔內，稱為腸腔型，不致病，不吞噬紅血球，以腸腔內的食物及細菌為營養。隨著營養體在腸內下降過程中逐漸停止活動，蟲體縮成一團，並分泌出一種較硬的

外壁，形成囊體，囊體隨糞便排出體外，會汙染水源及食物，健康的人經口攝取囊體後而感染。

寄生蟲的危害比你想像中的大

腸道和寄生蟲的關係就像農夫和蛇，腸道為寄生蟲提供了生存的場所，而寄生蟲卻在其中興風作浪，無惡不作，牠對人體的危害主要表現在三個方面。

1. 無止境地巧取豪奪。寄生蟲為了在人體腸道內生長、發育和繁殖，需要大量的營養，寄生的蟲數越多，被奪取的營養也就越多。長此以往，人體因為得不到營養的供給，就會出現營養不良、缺鐵性貧血（iron deficiency anemia, IDA）、消瘦等表現，強取最突出的要數鉤蟲，牠吸附於小腸壁靠吸血為生，我們稱其為腸內吸血鬼。據報導，每條美洲鉤蟲每天可吸血 0.03 毫升，每條十二指腸鉤蟲每天可吸血 0.15 毫升，更無恥的是，牠們還會影響腸道的吸收功能，導致消化不良。

2. 機械性損傷。寄生蟲是活的生物，牠是時時刻刻在動。比如蛔蟲，牠非常喜歡亂竄鑽孔，有時我們在膽道裡都可以發現這個讓人毛骨悚然的傢伙，入侵膽道後牠們會引起蛔蟲性胰臟炎甚至是蛔蟲性肝膿瘍。除了移動之外，牠們還

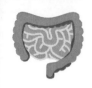

喜歡抱團取暖，大量的蛔蟲在小腸內扭曲成團，從而引起腸阻塞。再比如豬肉條蟲，牠的肌肉系統其實非常發達，以至於不但能夠寄生在腸道內，還可以出現在皮下組織和肌肉組織，甚至是腦、眼、心、肝、肺等器官，所以醫生能從感染者的大腦中挑出活蟲來，這絕對不是假新聞。

3. 寄生蟲從頭到腳一身的毒，牠的分泌物、排泄物對人體均有毒性作用。寄生蟲寄居的部位如腸黏膜，往往會有糜爛水腫，細菌也容易停留在這裡，引起嚴重的混合性感染。更無恥的是腸道為其提供賴以生存的場所和營養，一直到其生命的終結。本以為天下太平，結果連死亡蟲體的分解物都是毒性物質，它們本身具有抗原性，會誘導人體產生過敏反應（hypersensitivity），造成組織的損傷，有時更會引起嚴重的過敏性休克（anaphylaxis）。

如果我們能夠充分了解腸道寄生蟲的習性和感染方式，我們就能知道為什麼兒童更易感染腸道寄生蟲了。

兒童的抵抗力要比成人差，所以他們更容易遭受寄生蟲的侵襲；兒童不太注意個人衛生，特別是手部衛生，他們往往接觸了其他東西之後就立刻吃東西，也可能出於好奇，會把一些不明物體放進嘴裡；身為成人，我們都知道飯前便後要洗手，原因就是手上致病微生物很多，一個不小心，可能就會病從口入；兒童喜歡玩耍，很多寄生蟲恰恰存在於土壤裡，兒童在接

觸受汙染的土壤以後，有些寄生蟲會直接穿透皮膚進入體內。

　　諸多因素使得兒童成為寄生蟲感染的高危族群，我們都知道寄生蟲罪大惡極，牠們吃著人體的、喝著人體的，還想盡辦法折磨人體，一旦感染寄生蟲，如果不及時發現，隨著時間的延長，兒童的不適症狀也將會越來越明顯。

　　「太可怕了，真是讓人討厭的臭蟲！可是老師，怎樣才能及時發現牠們呢？」

　　我對十萬君說，這正是很多家長所關心的，因為不懂醫學，往往無法準確判斷孩子是否已經感染了寄生蟲。所以我給出五條建議，可以大致做出判斷，從而決定是否需要看醫生。

1. 如果你的孩子出現不明原因的腹痛腹瀉、噁心嘔吐、便祕、便血等不適症狀，而且持續時間長、發作頻率高，那麼你就應該警惕是否已經感染了寄生蟲。
2. 如果你的孩子總是說肛門搔癢，還時不時做出一些摳肛門止癢的動作，而且伴有失眠等異常表現，那麼你也應該警惕是否已經感染了寄生蟲。
3. 如果你的孩子出現厭食偏食、面黃肌瘦，或皮膚出現異常的白色斑塊，頭髮稀疏，甚至生長發育比同齡孩子還要緩慢，那麼你應該警惕是否已經感染了寄生蟲。
4. 太小的孩子有時不會表達，父母也可以觀察他的舉止行為，如果出現一些異常的舉止行為，特別是異食的現象，那麼，

你也應該警惕是否已經感染了寄生蟲。

5. 一定注意觀察孩子的糞便，如果發現糞便裡混有活蟲，那麼毋庸置疑，你需要立刻帶著你的孩子去醫院。

治療腸道寄生蟲最佳的方法就是早期發現、早期驅蟲，避免時間拖延帶來的不良併發症。

怎麼替寶寶驅蟲？

按照世界衛生組織（WHO）的推薦，2 歲以上的孩子可行驅蟲治療，2 歲以下的兒童，肝臟發育尚不完全。而大多數驅蟲藥中都含有影響肝功能的成分，服用後會造成孩子的肝功能損害，引起轉胺酶（transaminase）升高和厭食症，所以 2 歲以下兒童如果必須服藥，應該在醫生的指導下服用。

治療腸道寄生蟲的驅蟲藥有很多種，如何選擇合適的驅蟲藥對家長來說的確有些頭痛，這個時候最好也求助下醫生。事實上，醫生在開取驅蟲藥之前，往往會分三步走：第一步，充分了解兒童的全身情況，經驗判斷是否有寄生蟲感染；第二步，進行大便檢查，也會抽血，比如寄生蟲感染時血球分類計數嗜酸性球（eosinophil）比例有可能會升高，標準是大便中準確地找到了蟲卵；第三步，根據感染寄生蟲的不同種類選擇驅蟲藥。

說到這，十萬君的手機響了，圖片恰巧傳過來了。我一邊

看圖片一邊問十萬君，剛剛跟你講了那麼多有關腸道寄生蟲的知識，現在考驗你的時刻到了，你能看出這是什麼蟲嗎？

「像蚯蚓一樣，那麼長，當然是蛔蟲了！」十萬君胸有成竹地回答。

我點點頭，「現在能夠明確是蛔蟲病，明天你老師就可以帶著孩子去醫院，醫生全面評估後就會開具合適的驅蟲藥，治療蛔蟲的驅蟲藥一般只需頓服（一次性服用）即可。」

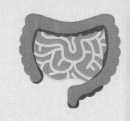

第十四章　你一定要了解的消化道「黑洞」

　　一大早，十萬君就拿出手機讓我看圖，我以為是美女，於是饒有興致地趕緊欣賞，直到十萬君把那張圖片放大，我才發現只是一張用手機拍的胃鏡報告單。

　　只見報告單上寫著：食道憩室（esophageal diverticulum）。

　　「老師，我舅舅昨天在另一家醫院做了胃鏡，你幫忙看看怎麼回事？」

　　顯然，十萬君對於食道憩室有點摸不著頭腦。其實不光是十萬君，我們在門診也經常能遇到憂心忡忡的諮詢者，他們事先並不知道自己罹患消化道憩室，都是在做了消化道鋇餐（硫酸鋇乳液）或胃腸鏡之後才意外發現的。他們最大的困惑是：憩室究竟是什麼？它需不需要治療？

消化道裡的神祕黑洞

　　「醫學上消化道憩室（diverticulosis）是指鋇劑經過胃腸道管壁的薄弱區向外膨出形成的囊袋狀影像，或是由於管腔外臨近組織病變的黏連、牽拉造成管壁全層向外突出的囊袋狀影像。」

　　當我這麼講述的時候，十萬君突然想到了兩個字「黑洞」。

如果你覺得這樣的解釋有點腦洞大開，那麼，舉個簡單的例子。雖然我們的消化道九彎十八拐，但我們可以把消化道黏膜比作牆壁，那麼憩室就是牆壁上突然出現的一個洞，如果你像十萬君一樣擁有超凡的想像力，把消化道黏膜想像成宇宙，那麼憩室就是宇宙裡的黑洞。

事實上，對於很多人來說，消化道憩室的確如同黑洞一樣神祕莫測。

所以發現了憩室以後，他們充滿好奇又憂心忡忡。有人問我，消化道憩室究竟常不常見？我的回答是當然。我們的消化道，從食道到胃，再到小腸，最後是大腸，都有可能發生憩室改變，所以它非常普遍。

- 食道憩室是食道壁的一層或全層往外突出，按發病機制分為內壓性憩室（pulsion diverticulum）和牽引性憩室（traction diverticulum），按發生部位可分為上段憩室（口咽交界處、上食道括約肌之上，Zenker's diverticulum）、中段憩室和下段憩室（膈上，epiphrenic diverticulum）三類，根據憩室壁的構成可分為真性憩室（含有食道壁全層）和假性憩室（缺少食道壁的肌層）。上段憩室和下段憩室為內壓性憩室，它們的發生與食道運動功能異常和該部位解剖結構的薄弱有關，由於食道腔壓力增高，引起部分食道壁的黏膜和黏膜下層組織越出肌層，被推出食道壁外，所以它也屬於假性憩室

127

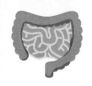

（pseudodiverticulum）。中段憩室為牽引性憩室，它的發生與隆突（carina）下或支氣管旁淋巴結發炎或結核黏連牽引有關，因為憩室含有食道壁全層，所以又稱為真性憩室。醫學上食道憩室的發生率為1%～3%，多發於中老年患者，男性多於女性。

‧ 胃憩室（gastric diverticulum）是部分胃壁向外擴張或被牽引所形成的袋狀突起，分為真性憩室和假性憩室。前者是指胃壁全層的膨出，包括黏膜層、黏膜下層、肌層（muscle layer）和漿膜層。後者是指只有黏膜層和黏膜下層的膨出，而無肌層的膨出。胃憩室多發於 40 ～ 60 歲的中老年患者，無性別差異，以胃底大彎側最常見，多為單發。醫學上胃憩室的發生率為 0.01%～ 2.6%，約占消化道憩室的 1.8%。

‧ 十二指腸憩室（duodenal diverticulum）是各種先天性或後天性原因造成的部分十二指腸腸壁病理性囊袋樣膨出，腸壁全層膨出為真性憩室，無肌層膨出為假性憩室。十二指腸憩室多發生於 40 ～ 60 歲中年人，以十二指腸降部憩室最常見，發生於十二指腸球部的多為十二指腸潰瘍疤痕收縮形成的假憩室。醫學上導致十二指腸憩室的原因有很多，多數認為是由於先天性腸壁局部肌層發育不全或薄弱，在腸內突然高壓或長期持續或反覆的壓力增高時，腸壁薄弱處（腸壁黏膜及黏膜下層）組織脫出而形成憩室，亦會由於腸壁外發炎組織所形成黏連疤痕的牽拉導致憩室產生。

醫學上十二指腸憩室發生率為 1%～ 2%。

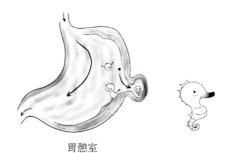

胃憩室

空迴腸憩室顧名思義是發生在空腸和迴腸的憩室。我們都知道，空腸、迴腸都屬於小腸的重要組成部分，所以也稱之為小腸憩室（small bowel diverticulum），醫學上空迴腸憩室可分為梅克爾憩室（Meckel's diverticulum）和後天性空迴腸憩室。首先來說說梅克爾憩室，梅克爾憩室是胚胎發育過程中，卵黃管（vitelline duct）退化不全所形成的迴腸遠端憩室（diverticulum of distal ileum），它屬於真性憩室，具有與腸壁同樣的組織層次。西元 1808 年，約翰·梅克爾（Johann Friedrich Meckel）首先發現憩室來源於卵黃管的殘留，1812 年他又對其胚胎學和臨床表現及其併發症做了完整的描述，故該病得名梅克爾憩室。我們都知道胚胎 4 週左右，中腸（midgut）透過卵黃管與卵黃囊（vesicula umbilicalis）相連，正常情況下，隨著腸迴轉返回腹腔後，卵黃管在胚胎第 2 個月終時自行閉

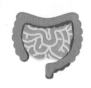

鎖，之後逐漸萎縮成纖維帶，最後被吸收直至完全消失。
若胚胎發育過程中出現異常停滯，卵黃管退化不全，沒
有閉合或消失，則可能造成各種畸形，如卵黃管臍端閉
合消失，而迴腸末端未閉合，與迴腸相通，就形成了梅
克爾憩室。醫學上梅克爾憩室的發生率為 1%～ 2.5%。
至於後天性空迴腸憩室，則是某種原因使空迴腸出現兩端
痙攣和中間鬆弛的狀態，局部腸腔內壓力升高，腸黏膜帶
有厚薄不等的肌層，沿腸繫膜（mesentery）血管在腸壁
膨出而形成，常為多發性，多見於中老年患者。

· 大腸憩室是指在局部結腸管壁上發生的突出管腔袋狀物，
可能是單個，也可能是多個一連串由腸腔向外的囊狀突出。
醫學上結腸憩室可分為真性與假性兩類，真性憩室是結腸
壁的先天性全層薄弱，憩室包含腸壁各層；假性憩室則是
繼發於腸腔內壓力增高，迫使黏膜經腸壁肌肉的薄弱區向
外突出。結腸憩室好發於盲腸、乙狀結腸、降結腸，發生
率隨著年齡的增加而成長，40 歲以下少見，發病原因與長
期攝取低纖維素的食物、腸腔壓力持續升高有關，老年人
易發則與腸壁肌力減弱有關，在 45 歲以上的族群中，結腸
憩室的發生率為 5%～ 10%。

「老師，我發現了一個規律，除了梅克爾憩室之外，其他
的消化道憩室都發生於中老年人，是不是它的發病也與年齡
有關？」

　　我對十萬君點點頭，沒錯，隨著年齡的增長，人體會隨之衰老，比如體內的動脈可能出現粥樣硬化（atherosclerosis），繼而導致冠心病、高血壓病及腦血管疾病。比如大腦會出現萎縮，繼而出現記憶力下降和反應遲鈍。同樣，消化道也會出現一定的退化，比如管壁會變得薄弱，彈性也隨之減退，再加上中老年人存在胃腸道蠕動異常，容易出現消化不良和便祕，這些因素都導致了消化道內外的壓力增加，長期的內壓因素就促進和（或）加重了憩室形成。

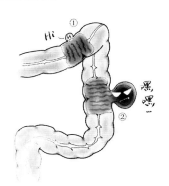

1. 憩室小，無症狀，定期複查即可。
2. 憩室較大，若出現腹痛、嘔吐等，應及時就診。

消化道憩室需要排除嗎？

　　「消化道憩室對身體有害嗎，它們究竟要不要治療？」十萬君問道。

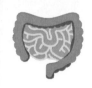

十萬君的這個問題也是很多消化道憩室患者的疑慮所在。

事實上，不管是食道憩室、胃憩室、十二指腸憩室、梅克爾憩室還是結腸憩室，消化道憩室總體發生率是很低的，雖然它們存在某些先天性或後天性因素，但大多數患者都能與之和平相處，因為沒有特殊不適症狀，所以大部分患者的消化道憩室都是在胃腸鏡或消化道鋇餐檢查中偶然發現的，很多患者在發現消化道憩室後，往往十分焦慮擔心，其實大可不必，因為對於沒有症狀的消化道憩室毋須治療，動態觀察、定期複查即可。

但也有少數患者，因為憩室較大，可能會出現一些不適症狀。

比如大小在 1 公分以上的憩室，因為它本身的容積大，就可能出現食物滯留（retention）的現象，如果滯留的食物無法及時排出，時間久了就會發生變質腐敗，這時不但會釋放惡臭味，還有可能導致憩室黏膜發炎水腫，也就是我們常說的憩室炎（diverticulitis），不同部位的憩室炎往往會有不同的表現。食道憩室炎可能會有胃灼熱（heartburn）、逆流甚至是吞嚥困難；胃憩室炎則可能出現腹痛、腹脹、消化不良甚至噁心嘔吐；十二指腸憩室炎可能出現上腹部脹痛、打飽嗝、噁心，飽餐後加重；空迴腸憩室炎可能有臍周劇烈絞痛、噁心嘔吐等表現；結腸憩室炎可能有劇烈腹痛、發燒等。如果憩室炎久治不

癒，大憩室還有可能導致消化道出血，膿瘍、癌變、阻塞甚至是穿孔，雖然它們出現的機率不高，但是這些併發症相比憩室炎更為嚴重。

半年前，我曾碰到過一個老年患者，因原因不明的黑糞入院。起初我們考慮是消化性潰瘍所致，但是胃腸鏡檢查都徹底排除了出血病灶，在介入（intervention）止血無效的情況下，患者在外科接受了手術治療，最終明確為迴腸大憩室所導致的消化道出血。醫學上，如果反覆出現憩室炎，久治不癒、保守治療無效，或是出現更嚴重的出血、膿瘍、癌變、阻塞甚至是穿孔，那麼這個時候就需要外科手術治療！

「怎樣才能預防消化道憩室的形成？」十萬君問。

我對十萬君說，一部分消化道憩室的形成是因為先天性發育不全，但也有一部分消化道憩室的形成，則與後天不良的生活方式密切相關。如果認真研究消化道憩室患者，就會發現大部分以中老年患者居多，這與他們的飲食習慣、消化道的蠕動功能以及後天形成的各種消化道疾病密切相關。我們可能沒有更好的方法避免先天性因素，但是某些後天因素，也許值得我們深思。很多人認為身體的下坡路是從中年開始，以為趁著年輕，就可以隨心所欲，其實這樣的觀點是完全錯誤的。因為種種不良的生活方式，導致心臟疾病的發生越來越年輕化，以前我們會覺得腫瘤是老年患者的噩夢，但現在，越來越多的年

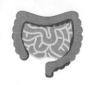

輕人被確診。隨著醫學的發展，大量的實驗數據和流行病學資料，讓一個又一個的真相被揭開，比如香菸是全世界都公認的致癌原，比如喝酒對肝臟、胃和胰臟的傷害也得到了公認。

　　所以為了健康，無論有無消化道憩室，我們都應該養成良好的生活習慣。

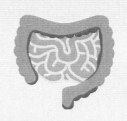

第十五章　性格能決定消化道的健康嗎？

「哎，沒人能受得了她！」一大早，十萬君就愁眉苦臉，我當然知道他說的是 38 床的女患者。

她叫玉英，35 歲，因上腹痛伴腹脹兩年就診。雖然在門診的時候，玉英就做過一些檢查，但都沒有問題，門診醫生束手無策，一張住院證把玉英收進了病房。

這個 35 歲的女人到底怎麼了？

一週以來，為了排除器質性疾病，我們幾乎把能做的檢查全都做了，但是並沒有發現異常病變。做了這麼多檢查，玉英感到自己的症狀沒有絲毫緩解，病因也沒查出，她更加焦慮不安，情緒也變得更加激動。很多次，我和十萬君查房的時候，她都會大喊：「我要痛死了！」

最近護理師喊我和十萬君的頻率越來越高，以至於現在護理師一進來，我們就知道，又是 38 床不舒服了，她最常說的一句話：「我要痛死了！」

住院一週，這句話被她當作口頭禪，事實上呢，她活得好好的。

我對十萬君說：「如果你身邊長期有這麼一個人，你會怎

麼樣？」

「天哪！」十萬君驚呼了出來，「簡直難以想像，我覺得用不了多久，我就會瘋掉！」

「也不能這麼說，沒有醫學常識的人們會對玉英的一舉一動感到匪夷所思，但是身為醫者，我們應該充分考慮到患者的病痛，雖然玉英總是不舒服，總是喊痛，但這也是在培養我們的耐心，我們必須要改變她現在的狀態！」我說得非常堅定。

其實我們對玉英的疾病不是沒有定論，只是行醫必須小心翼翼，三思而後行。

醫學上，會導致身體不適的不光是器質性疾病，還有心理性疾病，但是從嚴謹出發，任何疾病，我們首先必須要排除器質性，然後才能考慮心因性。

經過會診和討論，最終確定玉英所罹患的疾病其實是功能性消化不良（functional dyspepsia, FD）。

當我說出診斷的時候，很多人可能對其感到陌生。事實上，現實世界中，罹患功能性消化不良的患者大有人在，他們飽受疾病的折磨，苦不堪言。

功能性消化不良是指由胃和十二指腸功能紊亂引起的症狀，經生化（clinical chemistry）、內視鏡和影像學等檢查排除了器質性疾病，根據臨床表現可進一步分為餐後不適症候群（postprandial distress syndrome, PDS）和上腹部疼痛症候群

(epigastric pain syndrome, EPS），前者主要表現為餐後飽脹和（或）過早飽足（early satiety，指所吃的食物量少於正常進食量就產生飽的感覺），後者主要表現為上腹痛和（或）上腹灼熱感。兩種類型既可單獨存在，也可以重疊並存。說到這，我問十萬君：「還記得我說過的羅馬III標準嗎？」

「當然記得，老師，你在講功能性便祕的時候說過。」十萬君立刻回憶起來了。

對，其實羅馬III有很多標準。所以對於功能性消化不良，它同樣有診斷標準，如果有上腹痛、上腹灼熱感、餐後飽脹和過早飽足症狀之一種或多種，排便後症狀無法緩解，並且病程已經超過 6 個月，近 3 個月症狀持續發作，到醫院做了全面檢查又沒發現器質性疾病，那麼你就要小心，你可能已經罹患了功能性消化不良！導致功能性消化不良的病因有很多，比如胃腸道蠕動異常、內臟過度敏感（visceral hypersensitivity）、胃底對食物的接受性弛緩（receptive relaxation）功能下降，但是還有一種因素，醫生必須要引起重視。

我問十萬君：「你知道是什麼因素嗎？」

「心理因素？」十萬君有點沒信心，我想他之所以這麼說，一定是因為看到了玉英的表現。

「沒錯！」我對十萬君說，「功能性消化不良的發病其實也與某些心理精神因素密切相關。」

研究發現，在功能性消化不良的發病中，患者往往存在個性異常，焦慮、憂鬱積分顯著高於正常人。國外研究者透過實驗證明了不良的社會心理因素產生的各種情緒障礙均會造成胃排空（gastric emptying）的延長，在精神緊張或憂鬱狀態下，胃的運動與體內某些胃腸激素分泌減弱，從而直接或間接導致了疾病的發生。舉個簡單的例子，像大家所熟知的憂鬱症，它的發生率其實非常高，可是你能準確說出憂鬱症的所有表現嗎？悶悶不樂、悲痛欲絕、自卑憂鬱、悲觀厭世，甚至有自殺傾向。事實上，它的表現遠不止這些，頭痛失眠、厭食、噁心嘔吐、腹痛、心悸、胸悶、出汗等等，可能都是它的症狀。由此可見，心理疾病可能會影響全身上下的每一個器官，至於胃腸道，更是它們重點影響的對象，所以心情好才能消化好，這並不是空穴來風。

　　「心理因素也會引起下消化道疾病嗎？」當十萬君提出了新的疑問後，我的回答是肯定的。我們所說的下消化道主要包括結腸和直腸，醫學上的確有這麼一個診斷，叫大腸激躁症（簡稱腸躁症），它是一種以腹痛或腹部不適伴排便習慣改變為特徵的功能性腸病，根據臨床表現分為三種類型，腹瀉型、便祕型和混合型。按照羅馬Ⅲ診斷標準，病程 6 個月以上且最近 3 個月來持續存在腹部不適或腹痛，並伴有下列特點中至少兩項：

1. 症狀在排便後改善。
2. 症狀發生伴隨排便次數改變（比如每天排便多於 3 次或每週少於 3 次）
3. 症狀發生伴隨糞便性狀改變（比如塊狀硬便或稀水樣便）。

　　出現上述症狀，且排除了器質性病變，你就要當心可能已經罹患腸躁症。

　　導致腸躁症的病因同樣有很多，比如胃腸道蠕動異常、內臟感覺異常、腸道感染治癒後、腸道菌群紊亂、胃腸道激素及某些食物的刺激。當然，精神心理障礙同樣是腸躁症發病的重要因素，其中焦慮、憂鬱扮演著重要角色，它們可能導致自律神經失調（dysautonomia），進而引起腸道的運動及分泌功能失調，最終讓患者出現了各種不適症狀。事實上，隨著研究的深入，人們發現越來越多的消化道疾病其實都受心理因素影響，除了功能性消化不良和腸躁症外，像消化性潰瘍、消化道腫瘤也或多或少受其影響。比如 1930 年鄧巴（Dunbar）等提出消化性潰瘍患者具有負責、進取、強烈的依賴願望，易怨恨，常壓抑憤怒；再比如 1984 年有研究發現，受到心理壓力時的憂鬱情緒很容易導致潰瘍病的發生，用杜使平（Doxepin）等抗憂鬱藥來治療消化性潰瘍，並輔以胃鏡檢查作為療效指標，發現 4 週有效率達到 46%～ 86%。有些頑固、難癒性潰瘍也有好轉，很可能與緩解或消除了憂鬱情緒有關。

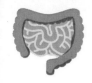

性格好，消化道就好

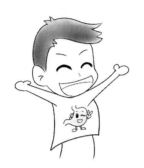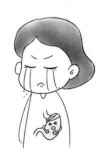

　　至於心理因素和消化道腫瘤的關係，想想看，一個人長期生活在痛苦壓抑之中，他的身體時刻處於精神緊繃狀態，體內的各種激素分泌失衡、免疫力下降，隨著時間的推移，再加上各種不良的行為習慣，腫瘤產生的可能性自然就增加了。

　　「性格和消化道疾病密切相關嗎？」說到這，十萬君提出了新的疑問：「老師，既然心理因素對消化道的影響那麼大，那麼，性格是不是也和消化道疾病密切相關呢？」其實性格正是一個人穩定的心理特徵的展現，性格的形成既存在先天性遺傳的因素，又存在後天性的影響，而且後天的教育和環境因素有著決定性作用。從性格和疾病關係的角度出發，心理學上把人的性格分為 A、B、C、D 四種類型。

　　1950 年代，美國兩位心臟病專家弗里德曼（Meyer Friedman）和羅森曼（Ray H. Rosenman）首先研究並於《*Type A Behavior and Your Heart*》一書中提出了 A 型性格（type A personality)。它的主要特徵是：有力求達到預定目標的強烈願望，有較高但不切實際的抱負，經常感到時間不夠用，具有時間緊迫感；生活、工作或課業呈快節奏特徵，整天忙碌不停，從不停歇，與「從容不迫」無緣；希望引起他人的注意，期望有表現自己的機會；走路、騎車或開車時，愛高速行駛和超車，經常闖黃燈；好勝心過強，熱衷於競爭，渴望在競爭中取勝，有同時做幾件事的習慣，如邊看報邊刮鬍子，邊開車邊討論等；喜歡參加有時間限制的複雜活動，一切活動都力求速戰速決，立竿見影；思維活躍，反應靈敏，易衝動，好發脾氣。

　　至於 B 型性格，恰恰與 A 型性格相反，它的主要特徵是：順從、沉默、猶豫、寧靜、沉思、鬆弛、聲音低、節奏慢、缺乏主見、容易相處、不易激動，從不擔心安排給自己的任務或他人對自己的要求能否完成。

　　1988 年 Baltrusch 首先提出了 C 型性格，它的主要特徵是：童年時期形成的壓抑和內心痛苦不願向外表達；過分忍耐和迴避矛盾，屈服於外界的壓力，強行壓制自己的情緒；憤怒不對外發泄而強行抑制；強行壓抑內心的痛苦，將眼淚往肚子裡吞。

　　D 型性格在 1998 年由荷蘭蒂爾堡大學的心理學教授 Johan Denollet 所提出，它的主要特徵是：缺乏自信心，沒有安全感；沉默寡言，待人冷淡；性格孤僻，愛獨處，不合群；情感

消極、憂傷，容易煩躁不安。

　　對比四種性格類型，我們很容易得知：Ａ型、Ｃ型和Ｄ型族群罹患疾病的可能性更大。Ａ型性格雖然競爭意識強，工作中能保持快節奏，高效率，縱然事業上可能非常成功，但是強勢背後卻是以犧牲健康為代價。研究發現，Ａ型性格的人容易發怒、激動，長期處於緊張高壓的狀態，使得他們更易罹患冠心病和高血壓，中風的危險也比一般人要高。而Ｃ型性格和Ｄ型性格，這兩種性格的人對待生活消極，長期壓抑的生活狀態，很容易導致身體的免疫監控（immune surveillance）功能和 DNA 基因的修復功能減弱，促使原致癌基因（proto-oncogene）轉化，從而誘發癌症產生。也有研究發現，即便是發現癌症後透過手術根治了，由於性格使然，癌症復發的可能性也很大。

　　從健康角度來說，擁有Ｂ型性格的人因為安於現狀，與世無爭，他們的心態更穩妥，罹患冠心病、高血壓和癌症的可能性也更小。事實上，Ａ型、Ｃ型和Ｄ型性格除了會引起冠心病和癌症外，在臨床工作中，我們往往能發現，這部分人罹患消化道疾病的可能性也很大，比如功能性腸胃疾病（functional gastrointestinal disorder, FGID），比如消化性潰瘍，比如食道癌、胃癌、肝癌、大腸癌等消化道腫瘤。

人體的第二個大腦

「有人說胃腸是人體的第二個大腦，是真的還是假的？」十萬君提到了第二個大腦，的確每個人都擁有一副超級大腦，那就是中樞神經系統，人類的一切行為都受其控制。但是近幾年，也有人提出「胃腸」是人體的第二個大腦。之所以這樣說，是因為研究者發現，胃腸道的神經節細胞（ganglion cells）其實非常多，數量甚至超過了一億個，約與脊髓內所含有的神經元總數相近。說到這，我們必須要引入一個概念，那就是腸神經系統（enteric nervous system, ENS）。

研究發現，腸神經系統是由胃腸道壁內神經成分組成，具有調節控制胃腸道功能的獨立整合系統，它主要包括胃腸道的黏膜下神經叢（submucosal plexus，麥氏神經叢）和腸肌神經叢（myenteric plexus）的神經節細胞、中間連接纖維以及從神經叢發出供應胃腸道平滑肌、腺體和血管的神經纖維。對人體來說，腸神經系統作用巨大，它不但能調節胃腸道運動功能，還能促進胃腸多種激素的合成與分泌，因為腸神經系統，胃腸道對環境和食物的敏感性更高，稍有風吹草動，它可能就會發出不健康的警報。正因如此，如果長期生活在壓抑、痛苦、焦慮、憂鬱之中，腸神經系統的調節機制也會出現嚴重紊亂，當胃腸感覺、蠕動出現異常時，它們就會表現出各種不適症狀，從這一點，我們也能夠很好地解釋為什麼性格能夠決定消化道的健康。

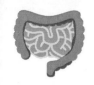

　　沒有器質性疾病，卻飽受功能性疾病的困擾，生活中像玉英的患者不在少數。調查資料顯示，功能性消化不良約占胃腸科門診患者的 50％，而成人腸躁症的發生率也達到了 10％。且患者往往以青壯年居多，其中很重要的因素就是，生活節奏快、競爭壓力大，以致很多人年紀輕輕就飽受焦慮症或憂鬱症的困擾。

　　遺憾的是，無論是醫生還是患者，都沒能更重視這些疾病，醫生為了簡單省事，往往只是開具一些抗憂鬱或對症治療的藥物，忽略了心病還應該心醫，患者同樣沒有意識到是心理因素在作祟，他們往往會花更多的錢，做更多的檢查，吃更多的藥，但依然療效甚微。

　　眾所周知，疾病與心理因素往往是相互作用的，心理因素會引起疾病，疾病反過來也會加重心理負擔，久而久之，就形成了惡性循環。

　　如何改變這樣的循環，我的建議有四點。

1. 先改變性格。雖說江山難改，本性難移，但是因為性格的形成主要受後天教育和環境因素影響，所以它是可以改變的。舉個簡單的例子，一個開朗樂觀的孩子可能因為接連考試失敗的打擊變得沉默寡言，但是一個自卑焦慮的孩子也可能因為引導有方而變得自信活潑，所以性格的自我調節其實非常重要。A 型性格的人要學會培養耐心，適當降

低競爭意識，要有意識地注意休息和放鬆；C型性格的人要學會認識自己的長處和短處，學會自得其樂，增強自信心，及時調整內心的壓抑、轉移痛苦情緒；D型性格的人要增加自信心，逐步學會心情開朗和自得其樂，改變離群獨處的生活習慣，爭取參加各種團體活動，學會交朋友，及時向親人和朋友傾訴自己內心的壓抑和苦痛。

2. 堅持培養一種和數種自己感興趣的愛好，如游泳、慢跑等運動，如練書法、繪畫、養鳥、種花、釣魚等，懂得適當休息，可適時聽一些歡快舒暢的歌曲。

3. 杜絕錯誤的減壓方式，很多人試圖以大量吸菸、酗酒、暴飲暴食等不良的行為方式來緩解焦慮和憂鬱，就像某些明星吸毒被抓時，總是說吸毒能創造靈感一樣，其實這些方法非但減不了壓，還會影響身體健康，增加消化道癌的發生率。

4. 自我調節無效的可以諮詢專業的身心科醫師，醫學上的確有一些抗憂鬱的精神藥物，但是什麼情況下吃、怎麼吃、吃多久都是一門大學問，這需要醫生和患者的密切配合。

　　說到這，話題又轉回到患者玉英身上，這個飽受功能性消化不良折磨的可憐女人，即便我們同時使用了胃腸蠕動促進劑和助消化藥，但效果一直欠佳。之後我們及時調整思路，聯繫了身心科會診，經過身心科醫師的積極疏導，終於讓她說出了

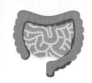

內心的苦悶 —— 婚姻和家庭的不幸，使 35 歲的她鬱鬱寡歡，身心科醫師診斷她罹患了焦慮症，之所以治療效果不佳，焦慮症有著關鍵作用。所以透過積極的心理行為治療，玉英的焦慮症很快緩解了，消化道症狀也隨之減輕。

　　一週後，玉英出院了，她臉上露出了久違的笑容。

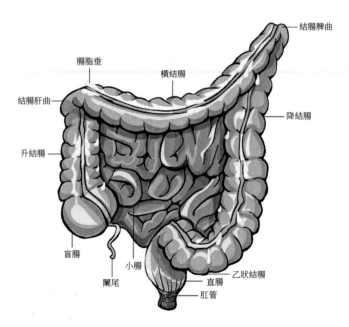

大腸是消化道的下段，全長 1.5m，全程圍繞於小腸的周圍，分為盲腸、闌尾、結腸、直腸和肛管，大腸的主要功能是吸收水分、維他命和無機鹽，並將食物殘渣形成糞便，排出體外

　　望著走進電梯的玉英，十萬君說：「老師，她剛才說了謝謝呢！」

　　我長呼出一口氣，想起了大學時代教科書上對健康的定義：健康不僅是軀體沒有疾病，還要具備心理健康、社會適應性良好和有道德。

　　轉身返回值班室的時候，我在心裡默唸了一句：願每個人都能健健康康。

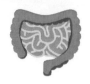 上篇　開啟小腸大腸之旅

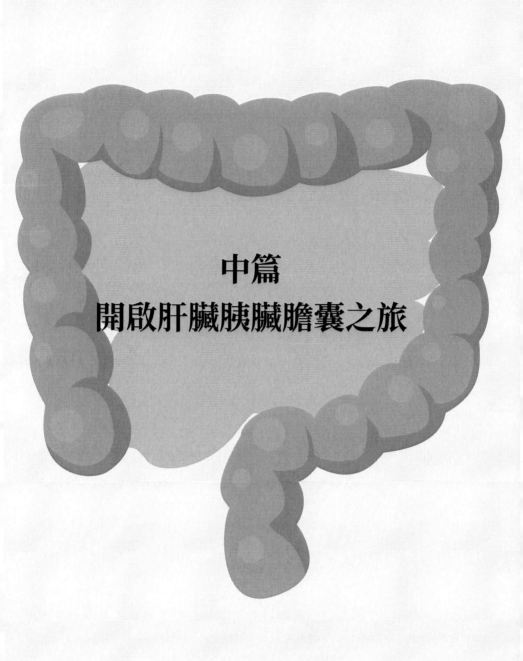

中篇
開啟肝臟胰臟膽囊之旅

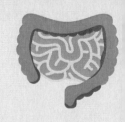

第一章　脂肪肝真是胖子的專利嗎？

十萬君走進醫生辦公室的時候，我正在查看一個患者的 CT 片，他手裡拿著一張超音波報告單，看他眉頭緊鎖的模樣，我知道他準是又遇到難題了。

果不其然，只見十萬君將報告單在我面前一放，困惑地問我：「23 床，脂肪肝？」

小孟住在 23 床，我對這個患者印象深刻。兩天前，我和十萬君值夜班，他因上腹痛跑到急診科尋求幫助，醫生查看後收進了我們科。這兩天，經過積極治療後，小孟的腹痛好多了。

非常瘦，這是我和十萬君對小孟的第一感覺。按照小孟的說法，他是個素食主義者，平時吃得很少，討厭一切油膩的食物，所以這麼多年，他的體重一直維持在 47 公斤左右。如果你覺得 47 公斤不算瘦的話，那麼我告訴你，小孟的身高有 175 公分，你還會這麼認為嗎？

「就是脂肪肝啊，怎麼，你不會認為腹痛是脂肪肝導致的吧？」我反問十萬君。

「當然不是，老師，我的意思是說，他那麼瘦，怎麼可能會有脂肪肝？」十萬君的疑問也是小孟的困惑，拿到檢查報告單

後，他一度懷疑是不是醫生診斷錯了，他是個素食主義者，體重控制得如此完美，怎麼可能會得脂肪肝，要知道，脂肪肝可都是胖子的專利啊！

當小孟詢問十萬君的時候，我的這個學生支支吾吾，他也回答不出個所以然來，於是就趕緊回到醫生辦公室尋求我的幫助。

瘦子為什麼也會得脂肪肝？

很長一段時間，人們對脂肪肝（fatty liver disease, FLD）的認知還停留在原始層面，他們覺得脂肪肝，顧名思義就是脂肪吃多了導致的。如果面前站著一個胖子和一個瘦子，問誰有脂肪肝，那麼所有人一定指著胖子說：是他。那麼，第一個問題來了：胖子會得脂肪肝，究竟是真是假？我的回答是當然是真的，醫學上肥胖的確是導致脂肪肝的常見病因之一。研究發現，肥胖者食用高脂食物、高血脂症以及周圍脂肪組織（perivascular adipose tissue, PVAT）動員增多，會導致輸送入肝臟的游離脂肪酸（free fatty acids, FFA）增多；肥胖者常伴隨內臟脂肪增多，主要是位於腸繫膜周圍的脂肪增多，該處脂肪的游離脂肪很容易在肝內高濃度蓄積，同時到達肝臟的脂肪酸極易合成三酸甘油脂，並以極低密度脂蛋白（very low density lipoprotein, VLDL）的形式分泌或作用於肝內三酸甘

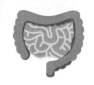

油脂的合成，當三酸甘油脂合成速度過快，明顯超過極低密度脂蛋白的分泌速度時，則過剩的三酸甘油脂會成為油滴（lipid droplet, LD）參與脂肪肝的形成。但是不能因為胖子會得脂肪肝，我們就一概而論。其實脂肪肝不是胖子的專利，瘦子也有可能會得脂肪肝。很多瘦子往往是素食主義者，因為特別的飲食習慣或過度的控制飲食，使得攝取的營養無法滿足身體需求。

　　研究發現，素食主義者最容易缺乏的營養就是蛋白質，在脂肪代謝過程中，載脂蛋白（apolipoproteins）將三酸甘油脂分解成脂肪酸和甘油而離開肝臟，如果缺乏蛋白質或攝取的食物缺乏必需胺基酸（蘇胺酸、白胺酸、異白胺酶等），身體合成載脂蛋白的能力也會受限，缺乏載脂蛋白，就無法更有效地分解肝內的三酸甘油脂。食物中缺乏膽鹼（choline），會使卵磷脂（lecithin）合成受影響，極低密度脂蛋白合成減少，無法有效地將三酸甘油脂清除。進食太少，人體無法獲得足夠的葡萄糖和燃燒各種脂肪時所需的氧化酶類（oxidase），人體不得不調動儲存在身體其他部位的脂肪、蛋白質來轉化為葡萄糖，脂肪動員的增加，使大量脂肪酸從脂肪組織中釋放並進入肝臟，從而使肝臟內脂肪堆積，最終形成脂肪肝。

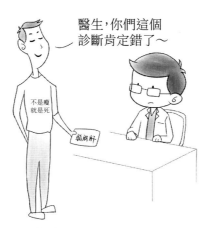

其實不光素食主義者會得脂肪肝，像一些慢性消耗性疾病（chronic wasting disease, CWD），如發炎性腸道疾病、長期腹瀉、肺結核、長期厭食、吸收不良症候群等也有可能導致脂肪肝，只是這種脂肪肝也是屬於營養不良性的。這部分患者雖然看起來瘦骨嶙峋，但肝臟卻一點都不「瘦」！

所以，瘦子會得脂肪肝，這絕不是危言聳聽！

還有哪些因素會導致脂肪肝？

醫學界根據有無長期過量飲酒，將脂肪肝分為酒精性脂肪肝和非酒精性脂肪肝，酒精性脂肪肝顧名思義是酒精所致，至於非酒精性脂肪肝，除了肥胖和營養因素外，第二型糖尿病、妊娠、藥物也是常見的發病原因。

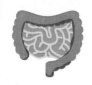

1. 酒精性脂肪肝，它的發生機制是：乙醇的中間代謝物乙醛是高度反應活性分子，會與蛋白質結合形成乙醛－蛋白複合物，後者不但對肝細胞有直接損傷作用，而且會作為新抗原誘導細胞及體液免疫反應，導致肝細胞受免疫反應的攻擊。乙醇代謝的耗氧過程導致肝小葉（hepatic lobule）中央區缺氧。乙醇在肝細胞微粒體（microsome）乙醇氧化途徑中產生活化氧，導致肝損傷。乙醇代謝過程消耗輔酶 I（nicotinamide adenine dinucleotide, NAD）而使還原形式的輔酶 I（NADH）增加，導致依賴 NAD 的生化反應（biochemical reaction）減弱、依賴 NADH 的生化反應增高，這一肝內代謝的紊亂可能是導致脂肪肝的原因之一。肝臟微血管循環（microcirculation，簡稱微循環）障礙和低氧血症（hypoxemia）也是重要的發病機制，長期大量飲酒患者血液中的酒精濃度過高，肝內血管收縮、血流減少、血流動力學（hemodynamics）紊亂、供氧減少以及酒精代謝耗氧增加，進一步加重低氧血症，導致肝功能惡化。如果已經發現了酒精性脂肪肝卻未引起足夠重視，不要命地繼續喝酒，酒精性脂肪肝就有可能轉變為酒精性肝硬化（alcoholic cirrhosis），它的演變過程是酒精性脂肪肝→酒精性肝炎→酒精性肝纖維化→酒精性肝硬化。研究發現，平均每日飲含乙醇 80 克的酒達 10 年以上，即可能發展為

酒精性肝硬化，如果形成肝硬化還要繼續喝下去，就極有可能發展成肝癌。

2. 第二型糖尿病常出現脂肪代謝異常，首先是游離脂肪酸（FFA）輸送入肝臟增加，FFA 可能來自飲食、高血脂症及脂肪組織動員增加，其次是高血糖導致脂蛋白醣基化（glycosylation），使低密度脂蛋白（low-density lipoprotein, LDL）的代謝變慢，高密度脂蛋白（high-density lipoprotein, HDL）降解（degradation）加快，結果引起 LDL/HDL 比值升高，使 LDL 轉運到周圍組織，膽固醇增加，膽固醇在組織中大量堆積，形成脂肪肝。最後是高胰島素血症（hyperinsulinemia）及葡萄糖耐受性異常（impaired glucose tolerance, IGT），長期血糖升高，肝臟會呈脂肪浸潤（fatty infiltration），若肥胖患者缺乏胰島素受體或對胰島素不敏感，可能透過改變熱量代謝來源，促使碳水化合物轉成脂肪、抑制脂肪酸氧化、減少膜磷脂（membrane lipid）組成、增加對致病因素敏感性等誘發脂肪肝形成。

3. 妊娠急性脂肪肝（acute fatty liver of pregnancy, AFLP），是妊娠末期（平均孕週37.5週）發生的以肝細胞脂肪浸潤、肝功能衰竭和肝性腦病（hepatic encephalopathy, HE）為特徵的疾病，其發生率為

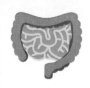

1/7,000 ～ 1/15,000，孕婦及胎兒死亡率分別達 33.3％和 66.7％，預後較差，以初產婦和男胎孕婦多見，再次妊娠時少有復發傾向。

研究認為，妊娠急性脂肪肝與妊娠後體內性激素水準的變化有直接關係，孕婦體內雌激素、生長激素、兒茶酚胺（catecholamine）等水準升高，加之妊娠末期孕婦處於緊迫狀態，使脂肪動員增加，脂肪酸進入肝臟增加，肝內三酸甘油脂合成增多，肝醣儲備減少，均有利於脂肪在肝細胞內沉積。妊娠晚期存在不同程度的蛋白質代謝紊亂，某些胺基酸缺乏、脂蛋白缺乏，這些均會促進肝細胞脂肪變性和脂肪沉積，從而引起脂肪肝。

4. 藥物性脂肪肝。藥物引起的肝細胞脂肪變性在病理上分為兩種：小囊泡性脂肪肝（microvesicular fatty liver）和大囊泡性脂肪肝（macrovesicular fatty liver），但有時在同一患者中，這兩種類型的脂肪變性會同時存在，或兩者之間互相變化。

說到藥物，十萬君有了新的疑問：「老師，究竟哪些藥物會引起肝臟受損呢？」

很多藥物都可能對肝臟造成傷害，可能是急性傷害，也可能是日積月累的慢性傷害。其中最常見的一些傷肝藥物包括非類固醇消炎藥、某些抗生素、激素、抗結核藥物、化療藥物及

免疫抑制劑等。考慮到西藥傷肝，很多患者在選擇藥物的時候往往會考慮中草藥。

　　那麼，中草藥真的就安全嗎？目前應用中草藥來調養身體或者減肥的患者越來越多，各種中草藥製劑、健康食品更是層出不窮，雖然打著天然無害的誇張幌子，但是服用後引起肝損害的報導卻越來越多。

有關脂肪肝的謠言

　　現實生活裡，有關脂肪肝的謠言有很多，特別是那些沒有醫學常識的人，他們獲取消息的來源往往透過口口相傳，或是直接從網路上獲取，遺憾的是，這些消息並不可靠。

　　了解脂肪肝的病因和形成機制後，再回過頭來看看網路上的謠言，一切就不攻自破了。

　　比如這樣一條謠言：不喝酒就不會得脂肪肝。

　　這種觀點顯然是不正確的。雖然喝酒的確是導致脂肪肝的一大元凶，但是除了飲酒外，肥胖、營養不良、第二型糖尿病、妊娠和藥物都有可能導致脂肪肝，有些人以為只要不喝酒就不會得脂肪肝，結果飲食上隨心所欲，時間一長，也會患上脂肪肝。

　　還有這樣一條謠言：血脂不高就不會得脂肪肝。

　　醫學上，高血脂的確與脂肪肝的發病密切相關，在體型肥

胖的脂肪肝患者中，血脂偏高也的確很常見。但是對於營養不良性脂肪肝、藥物性脂肪肝的患者，他們體內的血脂可能並不高，可見高血脂並不是診斷脂肪肝的唯一標準。

再來看這樣的謠言：只有高強度的運動才能治療脂肪肝。

國外有一位「暴走媽媽」，因為重度脂肪肝不適合做肝臟移植，為了拯救自己的孩子，透過 7 個多月的高強度競走，終於治癒了自己的脂肪肝。於是人們開始有這樣的觀點：只有高強度的運動才能治療脂肪肝！雖然運動是鍛鍊身體的一種方式，但我的觀點是並非人人都適合高強度的運動。

脂肪肝的治療是一個全面的過程，包括戒酒、運動、飲食控制，如果只強調瘋狂地運動，而不控制飲食，或是只控制飲食而不運動，那麼都無法收到良好的治療效果。

即便是非常簡單的運動，也需要講究科學。很多老年人患有脂肪肝，但是他們可能同時患有高血壓、糖尿病等慢性病，如果劇烈運動，那麼對身體有害而無益。超出身體能夠承受的範圍，高強度運動會加劇心肌和腦部耗氧，一旦身體不堪重負，極有可能誘發心腦血管意外，所以對這個族群，推薦的運動方式不是高強度，而是低至中等強度；不是無氧運動，而是有氧運動；不是一次幾個小時，而是每天 20 ～ 30 分鐘。對於很多年輕人，特別是肥胖患者，對於脂肪肝的治療也講究循序

漸進，如果為了控制脂肪肝，短時間內劇烈運動或瘋狂節食，不但無法根治脂肪肝，反而有可能導致肝細胞壞死、肝功能受損，甚至誘發急性肝衰竭（acute liver failure, ALF）和肝纖維化（liver fibrosis, LF）。這其中重要的原因就是運動量過大，體重減輕太快，直接導致體內的脂肪分解成大量的脂肪酸，這些脂肪酸被運輸到肝臟，肝臟在消化分解這些脂肪酸時不堪重負，從而出現事倍功半、雪上加霜的現象。

更有這樣的謠言：只要不喝酒，就算有脂肪肝，也不會發展為肝硬化。

有關酒精與肝硬化的關係毋庸置疑，但是非酒精性脂肪肝就可以置之不理嗎？當然不能。按照疾病進展過程，從單純性脂肪肝→脂肪性肝炎→脂肪性肝纖維化→肝硬化僅僅只需要 4 步，但是相對酒精和病毒性肝炎，它的進展速度還是很慢的，一部分患者需要 10 ～ 20 年。這麼長的時間，其實疾病還是給了我們很多機會的，事實上只要我們能夠改變日常生活中的不良習慣，非酒精性脂肪肝不僅不會轉變為肝硬化，還有可能痊癒。但是如果我們肆無忌憚，變本加厲地傷害我們的肝臟，即便不會轉變成肝硬化，也有可能引起急性肝衰竭，這同樣是非常危險的。

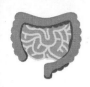

如何預防和治療脂肪肝？

1. 控制你的「BMI 指數」和腰圍。BMI 指數即身體質量指數，也稱體質指數，是用體重公斤數除以身高公尺平方得出的數字，是目前國際上常用的衡量人體胖瘦程度以及是否健康的一個標準。我國成人的 BMI 數值正常為 18.5 ～ 23.9，低於 18.5 為過輕，24 ～ 26.9 為過重，超過 27 即為肥胖。腰圍則是反映脂肪總量和脂肪分布的綜合指標，如果男性腰圍≧ 90 公分，女性腰圍≧ 80 公分則為肥胖。研究發現，腰圍和 BMI 指數能夠很好地預測脂肪肝，所以把這兩項指標控制在正常範圍內，才能更好地減少脂肪肝的發生風險。對於那些不知道自己有沒有脂肪肝的人，也可以根據這些數值自己做一下簡單預測，如果你屬於高危因素，那麼建議你最好及時到醫院進行相關檢查。

2. 戒酒。肥胖患者應該減少飽和脂肪和高糖的攝取，適當增加膳食纖維的攝取，同時應該進行低至中等強度的有氧運動，每天至少 20 分鐘，持之以恆，避免體重反彈。

3. 消瘦患者應該注意保持營養均衡，在攝取膳食纖維的同時，也應該增加優質蛋白質、不飽和脂肪酸的攝取，避免盲目的素食主義。

4. 不要自行購買西藥或中草藥口服，尤其不要相信能減肥的健康食品。

5. 大部分脂肪肝並不需要口服護肝藥物，只要找到病因、改變生活方式即可，一部分比較嚴重的脂肪肝，已經引起了轉胺酶的明顯升高，可以在醫生的指示下適當口服護肝藥物，但是不同病因的脂肪肝所需要的藥物可能不同，所以一定要提前諮詢醫生。

6. 所有的脂肪肝患者在改變生活方式的同時，也應該注意追蹤觀察，最好每 1 ～ 2 年進行一次血脂、血糖、肝功能和肝臟超音波的檢查（均需空腹進行），同時要動態監測體重、腰圍、血壓，自己根據公式計算 BMI 指數。

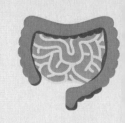

第二章　Ｂ肝究竟要不要抗病毒治療？

「老師，Ｂ肝究竟要不要做抗病毒治療啊？」十萬君一邊翻《內科學》（internal medicine）一邊問我。

「你不是在翻書嗎，書本上的知識可比老師全面多了。」我故意開他的玩笑。

「關鍵是書上的介紹也不全啊，說實話，我查了不少資料，但各有各的說法，感覺沒有統一的標準。」十萬君微微皺起眉頭。

「你小子怎麼突然對Ｂ肝感興趣了？」我停下手頭的工作問他。

「我高中同學，小三陽（Ｂ肝表面抗原、Ｂ肝ｅ抗體、Ｂ肝核心抗體呈陽性）8年了，今天中午打電話話給我，問我需不需要做抗病毒治療？」

「他做檢查了嗎？比如肝功能和Ｂ肝病毒基因（HBV-DNA）定量檢查？或者還有沒有更詳細的資料以供參考？」

「這個我還沒問，是我大意了，我這就傳LINE問問他。」

十萬君訊息傳出去之後，趁著等回覆的時間，我又問他，「說說看你對Ｂ肝的了解究竟有多少？」

　　B肝的病毒特徵是什麼？十萬君只知道B肝病毒是一種嗜肝DNA病毒，這是沒錯的，但是面對強大的敵人，僅僅知道這一點是遠遠不夠的，畢竟只有知己知彼，方能百戰不殆。首先來說說B肝的發現歷史，1966年，巴魯克・塞繆爾・布隆伯格（Baruch Samuel Blumberg）等報導研究血清白蛋白（serum albumin）多樣性中，發現澳洲抗原（Australia antigen），1967年，索爾・克魯曼（Saul Krugman）等發現這種抗原與肝炎有關，故稱其為肝炎相關抗原，1972年世界衛生組織正式將其命名為B型肝炎表面抗原（HBsAg）。

　　我們都知道，B型肝炎是由B型肝炎病毒（hepatitis B virus, HBV）感染引起的一種傳染病，所以它是一種病毒感染，醫學上HBV屬嗜肝DNA病毒科（Hepadnaviridae），基因組長約3.2千鹼基對（kbp），為部分雙鏈環狀DNA，顯然它的抵抗力較強。

怎樣檢測B肝病毒感染？

　　我們都知道HBV感染呈世界性流行，據WHO報導，全球約20億人曾感染HBV，其中2.4億人為慢性HBV感染者，說到這，新的問題來了，怎樣檢測B肝病毒感染呢？工作中，我們經常能碰到患者詢問：醫生，怎樣知道體內有沒有B肝病毒感染？是驗血，還是驗尿，或是做超音波檢查？

　　事實上，B肝病毒廣泛存在於感染者的血液和體液中，這裡所說的體液包括精液、陰道的液體、乳汁、淋巴液、腦脊液（cerebrospinal fluid）、肋膜腔（pleural cavity）的液體、腹膜腔（peritoneal cavity）的液體、關節腔（joint cavity）的液體、羊水等。所以目前醫學上用來檢測B肝病毒的方法有很多，但應用最普遍的是B肝五項（亦稱「兩對半」）檢查，我對十萬君說，HBV基因組長鏈中有4個開放的讀序框架（open reading frame, ORF），即S區、C區、P區和X區，它們分別編碼HBsAg、HBeAg/HBcAg、DNA聚合酶及HBxAg，所謂的B肝五項也是透過檢測這些編碼來做出判斷，即B肝病毒表面抗原（HBsAg）、B肝病毒表面抗體（Anti-HBs）、B肝病毒e抗原（HBeAg）、B肝病毒e抗體（Anti-HBe）和B肝病毒核心抗體（Anti-HBc）。

　　HBsAg是B肝病毒的外殼蛋白，本身不具有傳染性，但它的出現常伴隨B肝病毒的存在，所以它是已感染B肝病毒的標誌。

　　Anti-HBs是HBsAg刺激人體免疫系統後產生的抗體，它是一種保護性抗體，也叫中和性抗體，能中和掉B肝病毒的感染力，保護人體免受B肝病毒的再度攻擊。如果Anti-HBs呈陽性，說明兩種可能：B肝處於恢復期，或者曾經感染過B肝病毒，現在病毒已被清除；另一個原因是接種B肝疫苗後成功獲得了保護性抗體，這是好現象。

HBeAg 是 B 肝病毒內核的主要結構蛋白之一，它的一級結構（primary structure）與 B 肝核心抗原（HBcAg）基本相同，HBeAg 是急性感染的早期標誌，它的檢出可作為 DNA 聚合酶（DNA polymerase）和環狀 DNA 分子存在的標誌，表示肝細胞有進行性損傷和高度傳染性。

Anti-HBe 是人體感染 B 肝病毒後，繼 B 肝核心抗體產生而出現的另一抗體，但是需要指出的是，只有 Anti-HBs 對人體具有抵抗 B 肝病毒的能力，其他抗體都無法有效地殺滅 B 肝病毒，Anti-HBe 呈陽性說明 B 肝病毒複製不活躍，傳染性低或很少，是 B 肝病毒感染時間已較長久的標誌；但如果 HBV-DNA 陽性，說明血液中仍存在 B 肝病毒或病毒已變異，不僅有傳染性，而且對機體的危害可能更大。

至於 Anti-HBc，只要感染了 B 肝病毒，無論病毒是否被清除，Anti-HBc 多為陽性，Anti-HBc 常分為 IgM 和 IgG 兩型，IgM 顯示為急性 HBV 感染，或者在慢性 B 肝急性發作、慢性 B 肝進入活動期，隨著病程的延長或者病情的好轉，IgM 逐步消失，而由 IgG 取代，所以 IgG 顯示慢性感染或者既往感染現在已恢復。正因為 IgM 對 B 肝病情的判斷很重要，所以醫學界在 B 肝兩對半的基礎上又添加了 Anti-HBc-IgM 的檢測，也稱之為 B 肝三對。

B 肝三對檢查結果參照表

HBsAg	Anti-HBs	HBeAg	Anti-HBe	Anti-HBc	Anti-HBc-IgM	臨床意義
＋	－	＋	－	＋	＋	急性或慢性 B 肝，HBV 複製活躍，傳染性較強，俗稱大三陽
＋	－	－	＋	＋	＋	急性或慢性 B 肝，HBV 複製減弱，傳染性相對較弱，俗稱小三陽
＋	－	－	－	＋	＋	急性 B 肝或慢性 B 肝帶原，HBV 複製減弱，傳染性相對較弱
＋	＋	＋	－	＋	＋	不同亞型（變異型）HBV 再感染
＋	－	－	－	－	－	急性 B 肝感染早期或慢性 B 肝帶原，HBV-DNA 處於整合狀態，傳染性弱
＋	－	＋	－	－	－	急性 HBV 感染的早期，HBV 複製活躍，傳染性較強
＋	＋	－	＋	－	－	表面抗原和 e 抗原變異
－	－	－	－	－	－	正常，但缺少保護性抗體，建議接種 B 肝疫苗
－	＋	－	＋	＋	－	HBV 感染已處於恢復階段

HBsAg	Anti-HBs	HBeAg	Anti-HBe	Anti-HBc	Anti-HBc-IgM	臨床意義
－	＋	－	－	＋	－	既往有 HBV 感染，目前病毒已基本清除，處於恢復階段，仍有免疫力
－	－	－	－	＋	－	既往有 HBV 感染，但並未產生 Anti-HBs
－	－	＋	－	＋	－	HBsAg 出現變異
－	－	－	＋	＋	＋	Anti-HBs 出現前的空窗期，HBV 低度複製
－	－	－	－	＋	＋	HBsAg 消失，Anti-HBs 尚未出現，可能 HBV 處於平靜帶原中，或者為隱匿型慢性 B 型肝炎
－	＋	－	－	－	－	既往感染過 B 肝，已獲得免疫力，或接種 B 肝疫苗後已獲得免疫力

好好聊聊大三陽和小三陽

今天我重點要和十萬君談論的是大三陽和小三陽。

對於大三陽患者而言，因為此時大量的病毒在肝細胞中複製並釋放到血液中，所以患者的血液和體液具有很強的傳染性，檢測患者血中 HBV-DNA 也處於很高水準。至於小三陽患者，在多數情況下病毒已停止複製，不具傳染性或傳染性

很弱，檢測 HBV-DNA 為陰性或低水準，但也有例外。比如 HBV 的前 C 區終止密碼或 C 區基本核心啟動子區發生變異，使 HBeAg 小表現或低表現，血清 HBeAg 測不出（陰性），而 HBV 複製活躍，此時患者的血液和體液仍具有較強傳染性，HBV-DNA 也處於高水準。很多人在決定是否需要抗病毒治療之前，往往以是不是大三陽和小三陽為標準，顯然是不正確的，因為他們忽視了小三陽前 C 區和 C 區的變異，所以千萬不要小看小三陽，有時候它來勢凶猛，甚至比大三陽都要恐怖。

「HBV 感染的四個階段你知道嗎？」當我提出這個問題的時候，十萬君搖了搖頭。說實話，前面有關 B 肝兩對半檢查的意義已把他弄得糊里糊塗，我讓他在記事本上把表格畫好，以方便記憶。我對十萬君說，雖然 HBV 感染可以透過很多途徑，但是國內 HBV 感染者多為周產期（perinatal period，指孕期從懷孕第 28 週到產後一週這個時間段）或嬰幼兒時期感染所致，按照嬰幼兒期 HBV 感染的自然史將 B 肝病毒感染分為四個階段，即免疫耐受期（immune tolerance phase）、免疫廓清期（immune clearance phase）、不活動帶原期（inactive carrier state，或稱低複製期）和再活化期（reactivation phase）。

說到 HBV 感染的四個階段，它其實非常簡單也非常重要，它們是決定 B 肝是否需要抗病毒治療的重要因素，也是每位 B

肝患者必須要了解的疾病發展過程。

　　第一階段是我們所說的免疫耐受期，它的特點是 HBV 複製活躍，血清 HBsAg 和 HBeAg 陽性，HBV-DNA 滴定濃度（titer，簡稱滴度）較高。但此階段的 HBV 並沒有驚動免疫系統，免疫細胞對它處於一種麻痺狀態，當然 B 肝病毒對肝臟也沒有損傷，所以這一階段是和平相處。儘管 HBV 在複製，肝臟卻基本上沒有發炎或僅有輕微的非特異性（non-specific）發炎，反應肝細胞損傷程度的血清丙胺酸轉胺酶（alanine aminotransferase, ALT）水準正常，感染者也沒有不適症狀，這一階段可以持續 10 年左右。

　　第二階段是我們所說的免疫廓清期，它的特點是血清 HBV-DNA 滴度有所下降，血清 ALT 持續升高，肝組織有壞死性炎症（necrotic inflammation）表現。這是因為隨著年齡增長和免疫系統功能成熟，免疫細胞開始吹響號角，奮力還擊 HBV 入侵，而戰場就位於肝細胞內，只是免疫細胞在消除異己的同時，也導致大量肝細胞的損傷或壞死，這有點像化療藥物在殺滅腫瘤細胞的同時也殺死正常細胞一樣，有著傷敵一千自損八百的悲壯。所以如果抽血發現血清 ALT 升高，也意味著隨著免疫細胞對 HBV 的反擊，肝細胞損傷程度也在加重。很多人會有這樣的誤解，他們覺得肝功能異常，是由 B 肝病毒損傷所致。事實上 B 肝病毒並不直接殺傷肝細胞，其引起的免疫反應才是肝細胞損傷及炎症

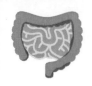

發生的主要機制，這一階段可以持續數月到數年。

　　第三階段是我們所說的不活動帶原期或低複製期，它的特點是 HBeAg 陰性，Anti-HBe 陽性，HBV-DNA 檢測不到或低於檢測值下限，血清 ALT 正常，肝組織無發炎或僅有輕度發炎。這階段免疫細胞對 HBV 的清除行動基本已經結束，HBV 大部分被清除，但還有一些生命力頑強的 B 肝病毒依然藏匿在肝細胞內，但是它們的力量有限，短期內不會東山再起。

　　第四階段是我們所說的再活化期，非活動性抗原攜帶狀態可以持續終身，但也有 5%～ 15% 的患者可能隨後出現自發的或免疫抑制（immunosuppression）等導致 HBV-DNA 再度活動，它的特點是會出現 1 次或數次肝炎發作。

　　前面說過，這四階段主要是嬰幼兒期 HBV 感染的自然史，所以並非所有 HBV 感染者都會經過以上四個階段，青少年和成年時期感染的 HBV，多無第一階段而直接進入第二階段。

　　「老師，我經常聽人說『B 肝病毒帶原』和『慢性 B 型帶原』，它們究竟有什麼區別？是不是和 HBV 感染的四個階段也有關係？」十萬君問道。

　　先來了解下 B 肝病毒帶原，它分為慢性 HBV 帶原和非活動性 HBsAg 帶原者。前者是指血清的 HBsAg、HBeAg 和 HBV-DNA 呈陽性者，1 年內連續追蹤 3 次，每次至少間隔 3 個月，均顯示血清 ALT 和天門冬胺酸胺基轉移酶（aspartate transaminase, AST）在正常範圍，肝組織檢查一般無異常。所以從這點來說，慢性 HBV 帶原者就是我們所說的 HBV 感染的第一階段，免疫耐受期。非活動性 HBsAg 帶原者則是指血清 HBsAg 陽性、HBeAg 陰性、Anti-HBe 陽性或陰性、HBV-DNA 低於檢測值下限或小於 200IU/mL，1 年內連續追蹤 3 次以上，每次至少間隔 3 個月，均顯示 ALT 和 AST 均在正常範圍。肝組織檢查結果顯示組織活動指數（histological activity index, HAI）評分低於 4 或根據其他的半定量（semi-quantitative）計分系統判定病變輕微。

至於慢性 B 型肝炎（chronic hepatitis B, CHB），則是由 HBV 持續感染引起的慢性肝臟炎症。它與 B 肝病毒帶原最大的區別就是，它出現了肝臟的發炎和損傷，所以它屬於我們所說的免疫廓清期。

我對十萬君說，「B 肝是一種世界性流行傳染病，不同的國家有不同的國情，雖然抗病毒治療的適應症有著微小差別，但是選擇合適的治療對象，進行規範的抗病毒治療、規律的追蹤觀察以減少慢性 HBV 感染所導致的疾病負擔，卻是所有國家的共同理念。」

2015 年，美國肝病研究學會（American Association for the Study of Liver Diseases, AASLD）、亞太肝臟研究學會（The Asian Pacific Association for the Study of the Liver,

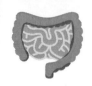
APASL）相繼更新了慢性 B 型肝炎診療指南，WHO 也在 2015
年 3 月發布了首個《慢性 B 型肝炎感染患者的預防、護理和
治療指南》，來自美國、加拿大的 7 名專家，根據文獻以及目
前的國際指南更新了《美國慢性 B 型肝炎病毒感染管理的治療
流程》。

　　了解 B 肝抗病毒治療的適應症，我們再回頭來看十萬君
的高中同學，這個時候，他已經把檢查的相關資料傳了過來，
在當地醫院，他做了全面的檢查。結果顯示 HBV-DNA 為
5,000IU/mL，血清 ALT 及肝臟超音波正常，進一步詢問沒有肝
硬化或肝癌的家族史，沒有抗病毒適應症，所以他不需要做抗
病毒治療，只需動態觀察、定期複查即可。

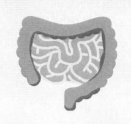

第三章　B肝傳染和預防的那些事

「小軍，你的情況不需要做抗病毒治療，動態觀察、定期複查即可。」十萬君回覆訊息給他的高中同學。很快，小軍又傳了一條訊息過來：「真的嗎？太好了！說實話，我是被網路上的言論給嚇到了，他們說B肝不但會轉變為肝硬化，還會導致肝癌，如果不治療，傳染性也很強，自從得知我有B肝之後，我女朋友就用有色眼光看我，總擔心會被傳染。」

小軍對十萬君訴衷腸，言語之中，也透出一股無奈和悲涼。臺灣約有200多萬的B肝帶原者，基於人們缺乏對醫學常識的了解，社會依然存在著對B肝的誤解，特別是B肝是一種傳染疾病已經在大眾心中根深蒂固。

所以我對十萬君說，要想解除大眾對B肝的誤解和困惑，確實任重而道遠！

「要對B肝有近一步認識，我們首先要知道B肝是怎麼傳染的。」我將這個問題留給十萬君，他回答得非常流利：「老師，是性接觸或血液傳染。」我點點頭，傳染病，顧名思義就是在人與人之間可以相互傳的疾病，有些傳染病，防疫部門必須要及時掌握其發病情況，及時採取對策，因此發現後應按規定時

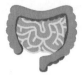

間及時向當地防疫部門報告，稱為法定傳染病，臺灣目前的法定傳染病依傳染途徑可分為 5 類及其他。

其中第一類為蟲媒傳染，共 15 種，包括鼠疫和登革熱；第二類為食物或飲水傳染，共 26 種，包括 A 肝、E 肝、霍亂、傷寒、腸病毒、小兒麻痺症、肉毒桿菌中毒等；第三類為空氣或飛沫傳染，共 25 種，包括 COVID-19、SARS、結核病、A 型流感、德國麻疹、水痘、MERS 等；第四類為性接觸或血液傳染，共 7 種，包括 B 肝、C 肝、D 肝、愛滋病、梅毒、淋病等；第五類為接觸傳染，共 18 種，如狂犬病、破傷風等。

承上述，B 肝的傳播方式主要是血液傳播、母嬰傳播和性接觸傳播。我在前面說過，B 肝病毒廣泛存在於感染者的血液和體液中，這裡所說的體液包括精液、陰道的液體、乳汁、淋巴液、腦脊液、肋膜腔的液體、腹膜腔的液體、關節腔的液體、羊水等，而 B 肝在人與人之間的接觸傳染，也主要是透過血液和體液的接觸傳染。

我們首先來說**血液傳播**，常見的血液傳播包括：

1. 輸入被 B 肝病毒汙染的血液或血液製品，以及類似情況下的骨髓和器官移植。
2. 使用了被病毒汙染的、未消毒的針頭及針筒。
3. 口腔科器械、接生器械、外科手術器械、針灸治療用針等醫療器械消毒不嚴格或不消毒依舊連續使用。

4. 理髮或美容（如紋身、紋眉、穿耳洞等）用的刀具、針具、刮腳皮刀等在不消毒時依舊連續使用。

5. 經常和他人共用刮鬍刀或共用牙刷。

6. 救護流血的傷員時，救護者本身破損的皮膚接觸傷員的血液。

　　血液傳播的第一點其實已經非常罕見，臺灣從民國 63 年開始施行無償捐血。無償捐血後，血製品得到了嚴格的管理，很多患者諮詢過我：醫生，現在的血製品真的非常安全嗎？我的回答是，目前不同地區醫院所使用的血製品都是由當地中心血站統一調配的，血製品用於臨床前，已經進行了嚴格的篩查。其中重點就是傳染病的篩查，愛滋病、梅毒、病毒性肝炎的篩查更是重中之重，雖然不排除有些疾病處於空窗期（window period），可能無法檢測出，但這種情況是非常罕見的，所以第一點已經不是目前 B 肝主要的傳播方式。

　　至於第二點，反倒是目前血液傳播的主要方式，目前醫院使用的針筒都是一次性的，以前很多小診所會使用非一次性針筒。但據我所知，目前按照衛生部門的要求，也都使用了一次性針筒，相對於傳統的針筒，一次性針筒的安全性大大提高，但是很多吸毒者，往往會多次反覆使用一次性針筒，而且是共同使用，所以透過這種方式傳播 B 肝病毒，主要是吸毒者之間的相互傳播。

　　第三點，因為醫院目前的消毒設備已經非常完善，消毒程序和步驟非常嚴格，所以這種可能性也非常少了。

　　第四點，我覺得也是我們應該積極重視的，現在接受醫療美容的人越來越多，可怕的是很多人選擇的卻是沒有牌照的小型美容機構，這些機構很有可能存在消毒不嚴格的情況，假若使用的刀具、針具上有存活的 B 肝病毒，結果可想而知。

　　第五點，隨著人們對衛生的重視，也已經非常罕見，但是它在家庭成員中的水平傳播卻也應該引起重視，很多人可能不會和外面的人共用，但是因為長期和家人住在一起，有可能和家人共用，如果易感者（susceptible individual）體內沒有抗體，皮膚或黏膜存在微小破損，接觸帶有 B 肝病毒的微量血液或體液，感染的可能性是存在的。

　　第六點，多發生在醫務工作者身上，也是我們常說的醫療曝露（medical exposure）。

　　接著要說**母嬰傳播**，主要是指胚胎內的嬰孩透過產道或子宮，感染上與母親相同疾病，由於這種疾病傳播是從母親傳至子代，因而也稱垂直傳染（vertical transmission）。研究發現，B 肝病毒會透過胎盤的破損處，引起宮內感染，分娩時胎兒通過母親的產道，破損的皮膚、黏膜接觸含有 B 肝表面抗原的母血、羊水、陰道分泌物等，也會引起感染。產後母嬰密切接觸，由於吞嚥母親的唾液和母乳餵養，也會使新生兒受到 B 肝病毒的感染。

　　最後要說的是**性接觸傳播**，既然 B 肝病毒廣泛存在於感染者的血液和體液中，那麼唾液、精液、陰道分泌物中自然也會含有，與 B 肝病毒陽性者發生無防護的性接觸，雖然有感染 B 肝的危險性，但是相對於血液傳播和母嬰傳播，這種機率還是偏低的。臨床工作中，我們常常發現，夫妻一方有 B 肝的，另一方大多數出現抗體。一方面是因為本身注射了 B 肝疫苗血液中含有抗體，另一方面是沒有注射 B 肝疫苗的健康的一方的確感染過 B 肝病毒，但很快將病毒消滅了，從而產生了抗體。這是因為成人具備健全的免疫體系，當 B 肝病毒進入體內後，整個機體的免疫系統識別並清除 B 肝病毒，使其無藏身之地。當然性接觸傳播機率偏低並不意味著就可以肆意妄為。研究發現，擁有多個性伴侶，會使 B 肝感染的風險進一步提高，某些特殊的性行為如肛交、月經期行房，則容易造成黏膜破損，感染 B 肝病毒的機率也會大於傳統的性行為（conventional sex），感染率達 10%～ 15%。

　　「老師，網路上有人 po 文說，蚊子叮咬也會傳播 B 肝病毒，太嚇人了吧！」十萬君將手機拿給我看。

　　網路謠言確實害人不淺，以前有人說蚊子叮咬會傳播愛滋病，現在又有人說會傳播 B 肝病毒，其實這些都是信口開河。目前流行病學和實驗研究未發現 B 型肝炎病毒會經吸血昆蟲（蚊子和臭蟲等）傳播，所以大家不必過於擔心。換個想法，如果

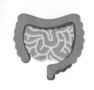

蚊子叮咬能夠傳播愛滋病和 B 肝，那麼大概人人都是了，要知道，人的一生不被蚊子叮咬的可能性幾乎沒有。

　　事實上，除了血液、母嬰、性接觸這三種主要的傳播方式外，B 肝很難透過其他方式傳播。所以，日常讀書、工作或生活接觸，如握手、擁抱、共同工作、同住一宿舍、同一餐廳用餐和共用廁所等無血液的接觸並不會感染 B 肝，正因如此，即便是 B 肝患者，也能過正常人的生活，所以社會應該給予充分的理解和包容，而不應該歧視。

　　如果我們能夠很好地了解 B 肝的傳播途徑，我們就能更好地預防它。

1. 培養良好的衛生習慣，尤其注意手部衛生，飯前便後要洗手，注意不要與他人公共牙刷、刮鬍刀等。
2. 不要去沒有牌照的診所進行檢查治療，也不要去沒有牌照的美容機構進行紋身、紋眉、穿耳洞等。
3. 盡量不要去公共浴池修腳。
4. 養成潔身自好的習慣。
5. 最最重要的預防方式，就是及時接種 B 肝疫苗，讓身體產生保護性抗體。

　　談到 B 肝疫苗，十萬君說：「老師，我去年抽了血，顯示沒有 B 肝抗體，我也沒有打 B 肝疫苗，好像也沒什麼不適。」我對他說：「最好還是趕快注射 B 肝疫苗，雖然母嬰傳播對你來

說已經排除，但是血液傳播和性傳播卻是有可能遭遇的風險，為了安全，早做預防比晚做好！」

因為到目前為止，接種 B 型肝炎疫苗是預防 B 型肝炎病毒感染最有效的方法。按照衛福部疾管署建議，血液透析病人、器官移植病人、接受血液製劑治療者、免疫不全者；多重性伴侶、注射藥癮者；同住者或性伴侶為帶原者；身心發展遲緩收容機構之住民與工作者；可能接觸血液之醫療衛生等工作者等，都屬於 B 型肝炎感染高危險群，應接種疫苗。

另外，新生兒也須於出生 24 小時內盡速接種。我們都知道，母嬰傳播是 B 肝傳播的方式之一，在 B 肝疫苗問世之前，人們無法有效阻斷這種傳播方式。

直到 1981 年美國默克（Merck）公司成功研製了第一代 B 肝疫苗。雖然第一代 B 肝疫苗安全有效，但這種疫苗卻屬於血漿疫苗，它是使用表面抗原陽性的 B 肝患者血清來製備的，血漿有限，血液製品也容易遭受愛滋病病毒的汙染，導致它的使用受限，正因它的缺陷，才促使研究人員研發出第二代疫苗。

第二代 B 肝疫苗也稱為遺傳工程疫苗，它是採用基因工程的重組技術，把 HBsAg 的基因片段插入酵母細胞或哺乳動物細胞基因中，在體外培養增殖過程中組裝或分泌 HBsAg，收集提純之後製成的疫苗，目前國內廣泛使用的重組酵母 B 肝疫苗即屬於此類。

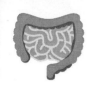

　　與第一代疫苗相比，第二代 B 肝疫苗更安全，普及度也更廣，當然不管是第一代還是第二代，它們對人類的貢獻都是巨大的。迄今為止，B 肝疫苗的使用大大降低了新生兒和兒童的感染率，單用疫苗對母嬰傳播的阻斷率可以達到 87.8%，所以它的預防功效也是毋庸置疑的。

　　十萬君說，「網路上有很多人留言，問 B 肝疫苗該怎麼用？」

　　這是很多人關心的問題，事實上，某些不經常接觸疫苗的醫務工作者可能也是一知半解，有關 B 肝疫苗，聽起來簡單，其實卻是一門大學問。

　　目前國際通用的做法是，接種 3 劑，按照 0、1 和 6 個月程序接種。

　　接種第 1 劑疫苗後，在第 1 個月和第 6 個月時注射第 2 和第 3 劑疫苗，前面提及，新生兒接種第 1 劑 B 型肝炎疫苗要求在出生後 24 小時內，越早越好。接種部位新生兒為臀前部外側肌肉內或上臂三角肌肌內注射，兒童和成人為上臂三角肌中部肌內注射。前面說過，單用疫苗對母嬰傳播的阻斷率可以達到 87.8%，雖然很高，卻不是百分之百，這就是為什麼很多新生兒出生後立刻接種 B 肝疫苗，仍然有可能感染 B 肝的重要原因。

　　為了提高這種阻斷率，人類又研製出了 B 型肝炎免疫球蛋白（hepatitis B immune globulin, HBIG）。它是一種用來

預防 B 肝病毒入侵的被動免疫製劑，透過讓人體被動地接受這種高效的外源性抗體，從而讓機體迅速獲得被動保護免疫力，能在短期內迅速見效，中和並清除血清中游離的 B 肝病毒，避免 B 肝病毒定位感染。它和 B 肝疫苗的最主要的區別是，它被動接受抗體，優勢是效應快，可立刻獲得免疫力，缺點是維持時間短。B 肝疫苗則是刺激機體產生主動免疫，優勢是維持時間長，缺點是效應慢，所以兩者各有千秋，一旦結合，則是最佳拍檔。

所以對 HBsAg 陽性母親所生新生兒，最佳的做法便是在出生後 24 小時內儘早（最好在出生後 12 小時內）注射 B 肝免疫球蛋白，劑量應大於或等於 100IU，同時在不同部位接種 10 微克重組酵母 B 型肝炎疫苗，在 1 個月和 6 個月時分別接種第 2 和第 3 劑 B 型肝炎疫苗，這樣就可以顯著提高母嬰傳播的阻斷成功率。雖然母親的乳汁中含有 B 肝病毒，但只要在出生 12 小時內注射 B 肝免疫球蛋白和 B 肝疫苗，也是完全可以接受母乳餵養的。

意外曝露（accidental exposure）後怎麼辦？什麼叫意外曝露？舉個簡單的例子，A 沒有 B 肝，B 是 B 肝患者，某些原因使得 A 不小心接觸了 B 的血液。恰巧這個時候，A 身上有傷口，更巧的是，血液剛好流在了傷口上。這種情況，我們就稱為意外曝露，顧名思義，它是意外原因導致的。意外曝露可

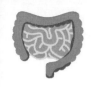

以發生在任何人身上，但整體而言，醫務工作者機率較高，因為醫務工作者要為患者進行抽血、注射、手術等醫療操作，某些意外原因使得他們更容易接觸到 B 肝患者的血液和體液。

我經常能碰到醫務工作者或患者的諮詢，意外曝露後到底該怎麼辦？專業的做法往往分為三步。

第一步，立即擠壓傷口，盡可能擠出被病毒汙染的血液，同時打開水龍頭，用流動的水持續沖洗 5 分鐘，之後可用 75% 的醫用乙醇或 0.5% 的醫用碘伏消毒。

第二步，簡單處理傷口後，立即抽血檢測 HBV-DNA、HBsAg、Anti-HBs、HBeAg、Anti-HBe、Anti-HBc 和肝功能，因為 B 肝的空窗期一般為 2 週～ 3 個月，少數人可到 4 個月或 5 個月，很少超過 6 個月，所以初次檢查後，應該酌情在 3 個月和 6 個月內複查。

第三步，如果已接種過 B 型肝炎疫苗，且已知 Anti-HBs 陽性且 Anti-HBs 定量大於或等於 10mIU/L 者，毋須特殊處理，因為接種疫苗的目的就是促進身體產生主動免疫，一旦有病毒入侵，抗體會第一時間識別敵人，將其迅速清除。如未接種過 B 型肝炎疫苗，或雖接種過 B 型肝炎疫苗，但 Anti-HBs 定量小於 10mIU/L 或 Anti-HBs 水準不詳者，這個時候我們又需要使用 B 肝免疫球蛋白和 B 肝疫苗這一對最佳拍檔了，不但要在最短的時間內注射 B 肝免疫球蛋白 200 ～ 400IU，還要同

時在不同部位接種一劑 B 型肝炎疫苗 20 微克，當然 1 個月和 6 個月後也要分別接種第 2 和第 3 劑 B 型肝炎疫苗各 20 微克。

　　經過積極處理後，B 肝病毒傳播的可能性微乎其微，所以只要放鬆心態、定期複查即可。

　　「為什麼接種 B 肝疫苗後，體內沒有出現抗體？」 十萬君說，這也是網路上討論最熱烈的問題，其實我們總是能聽到身邊的人抱怨，B 肝疫苗是不是假的，為什麼打了之後就是不產生抗體？研究發現，健康族群接種 B 肝疫苗後，無反應機率為 10%～ 15%，導致這種結果的原因其實非常複雜，但最常見的是疫苗因素、接種因素和免疫因素。不同廠商生產的 B 肝疫苗誘導 Anti-HBs 陽性平均滴度會有差異，有人認為國產疫苗和進口疫苗存在不同的效果，其實也是廠商不同的緣故。我們雖然不知道它們的生產工序，但是不同的廠商要想生產出一模一樣的疫苗，顯然可能性不大。

　　但有時候，疫苗的效果與生產廠商並沒有直接關係，劑量的不同也會帶來滴度的差異，研究發現，在允許的劑量範圍內，高劑量疫苗接種抗體陽性的轉換率比低劑量疫苗接種要高。我們都知道，遺傳變異幾乎是所有病毒的共性，對於 B 肝病毒同樣如此，如果使用的疫苗未包含病毒變異株的基因，如果遇到罕見的 B 肝病毒亞型，疫苗也無法產生保護效應。

　　至於接種因素，研究證實皮下接種 B 肝疫苗效果最差，皮

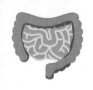

內接種次之,肌肉接種效果最好,這就是為什麼 B 肝疫苗一定要採取肌內注射的原因。事實上,不同的肌肉部位,接種效果也有區別,上臂三角肌效果最好,臀部效果最差,原因就是臀部脂肪較厚,延緩了疫苗進入血液循環的時間,也有研究發現,增加施打次數也可以增加接種的成功率。

說到免疫因素,十萬君腦洞大開:「老師,為什麼 B 肝疫苗接種一定要按 0、1 和 6 個月程序?」

這個問題非常好,其實國外有專門的研究實驗,分為 0、1、2 個月(A 組)和 0、1、6 個月(B 組),分別注射 B 肝疫苗後觀察,結果 A 組血清 Anti-HBs 在 3、6 個月時已明顯升高,B 組則不明顯,在 24 個月時 B 組血清 Anti-HBs 含量明顯高於 A 組,研究顯示,短期內重複注射對 B 肝病毒密切接觸者有預防效果,較長時間重複注射適合大面積預防接種。因為健康的人接種 B 肝疫苗的目的都是為了長久預防,所以 0、1、6 個月的程序顯然最適合。事實上,B 肝疫苗的接種結果不但與免疫程序密切相關,與免疫力的正常與否也有直接關聯,如果免疫力低下(比如愛滋病患者或服用免疫抑制劑),接種疫苗後,身體無法產生足夠量的抗體,接種後檢查也會呈現陰性。

並不是每一位 B 肝患者都知道自己罹患 B 肝,想確定有無 B 肝,必須要透過血液篩查,但是如果一直沒有進行篩查,患者可能一直都不知道自己是 B 肝病毒帶原者。

B肝患者接種B肝疫苗後，身體會出現怎樣的反應？

首先要說的是，B肝患者接種B肝疫苗是無效的，B肝疫苗是為了讓身體產生主動免疫的抗體，若B肝已經存在，接種疫苗當然無濟於事！事實上，也有一些低水準HBV感染的患者，透過一般的血清學檢測手段無法檢查出，患者誤以為沒有B肝，這個時候接種B肝疫苗，不會出現免疫反應。很多時候，這也是導致B肝疫苗接種失敗的重要原因，所以當排除了其他因素，如果重複接種均失敗，那我們也應該考慮是否本身已經感染了B肝。

其次，B肝患者不小心接種了B肝疫苗後也不必過於擔心，既然新生兒都能夠接種B肝疫苗，可見它對人體是沒有危害的。大量的臨床數據證明，B肝疫苗是安全的，就算B肝患者不小心接種了，也不會引起嚴重的不良反應。

那麼接種B肝疫苗後，體內抗體可以維持多久？對很多人來說，接種B肝疫苗後血液中檢測到抗體是好事，這證明接種有效，抗體已經對身體產生了保護作用，任何入侵的B肝病毒都能被很快清除。但很多人也有了擔心，抗體究竟可以維持多久？什麼時候需要再次接種？事實上，在B肝疫苗普及的時間裡，國內外醫學界都對它的維持效果進行過研究。雖然個體不同，維持的時間也都不同，但大多數人至少可以維持10～15年，即便隨著時間的延長，抗體滴度有所下降，但只要Anti-

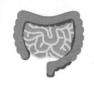

HBs 定量大於或等於 10mIU/L，那麼對機體仍然有保護作用。

　　至於什麼時候需要再次接種，這就要看 Anti-HBs 的定量，大量的實驗數據顯示，Anti-HBs 定量大於或等於 10mIU/L，是接種 B 肝疫苗後反應良好的標準，所以 Anti-HBs 定量為 10mIU/L 是預防感染的最低水準，10mIU/L~50mIU/L 顯示預防感染能力尚可，50mIU/L~100mIU/L 顯示預防感染能力不錯，超過 100mIU/L 顯示預防感染能力最好。

　　根據德國疫苗委員會（Standing Committee on Vaccination, STIKO）B 肝疫苗複種方案說明，若按接種程序接種 3 劑 B 肝疫苗後，Anti-HBs 定量小於 10mIU/L，需加強免疫 1 劑；Anti-HBs 定量小於或等於 100mIU/L，特別是高危族群，建議每 3 ～ 6 個月複查 1 次 Anti-HBs 定量，如果發現 Anti-HBs 定量持續下降到小於 10mIU/L，也需加強免疫 1 劑；Anti-HBs 定量持續大於 100mIU/L，10 年後才需加強免疫 1 劑。

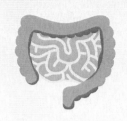

第四章　從 B 肝到肝癌究竟有多遠？

很多人談 B 肝色變，傳染性是一方面，另一方面則是它的疾病轉歸。就像十萬君的高中同學小軍，他擔心的是未來某一天，自己會成為肝硬化甚至是肝癌患者。

那麼，小軍的擔心究竟是杞人憂天，還是確有此事？

要想揭開真相，我們首先得了解大部分患者從 B 肝到肝癌，究竟會經歷哪些過程？

我將這個問題留給十萬君，他想了一會兒，然後說：「老師，是不是從 B 肝到肝硬化再到肝癌？」

我點點頭，讀書的時候，為了方便記憶，我們常將其稱為肝癌三部曲，它顯示了從 B 肝到肝癌的轉化過程，也提示了 B 肝是會轉變為肝硬化甚至是肝癌的，這絕不是危言聳聽！

雖然 B 肝→肝硬化→肝癌顯示了大部分 B 肝患者疾病發展的過程，但也有一部分 B 肝患者，也可以不經過肝硬化階段就直接轉化為肝癌，比如非洲的塞內加爾，大約有 62% 的肝癌患者無明顯肝硬化，但 HBsAg 呈陽性，B 肝病毒感染宿主細胞後，以基因整合形式為主，在短時間內會直接導致肝癌發生。

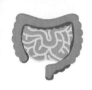

中篇 開啟肝臟胰臟膽囊之旅

我對十萬君說，**肝硬化與 B 肝最大的不同就在於，此階段的肝臟已經變形硬化**，它的基本特徵是肝細胞壞死、再生、肝纖維化、假小葉（pseudo-lobule）和再生結節形成，以及肝內血管增殖、循環紊亂。其實人體肝臟的再生能力很大，正常肝臟即便切除 70%～ 80%，仍可維持正常的生理功能，正常肝葉切除 1 年後，殘肝即可恢復至原來肝臟的重量。所以如果能夠及早發現病變、治療病變，以肝臟的自我調節能力，完全是可防可控的。

但最怕的就是那種不聞不問者，漫長的時間裡，疾病導致了肝細胞的變性或壞死。我們都知道，千里之堤毀於蟻穴，同樣的道理，B 肝病毒的持續擴張，也啟動了免疫系統的持續反攻，大量肝細胞被免疫細胞攻擊，損傷嚴重，即便是再生的肝細胞，也無法承受長期的打擊，它們無能為力，難以恢復正常的肝結構，這些勇士萬念俱灰，只能成群結隊地奔赴死亡，它們的屍首則堆積成了無規則的結節（nodule）。

另外，說到肝硬化，我就必須要說一種存在於肝臟內的星狀細胞。早在西元 1876 年，德國解剖學家庫佛（Karl Wilhelm Ritter von Kupffer）在使用氯化金染色法研究肝臟的神經系統時，無意中發現肝竇狀隙（hepatic sinusoid）周圍有呈星狀形態的細胞，將其命名為星狀細胞，之後庫佛誤把肝巨噬細胞和星狀細胞混為一談，認為星狀細胞就是肝巨噬細胞。

1951 年，日本學者伊東俊夫（Toshio Ito）透過光學顯微鏡發現人的肝竇周圍有一種富含脂質體（liposome）、並且有網狀纖維包繞的細胞，並將之命名為伊東細胞（Ito cell）或儲脂細胞。1971 年，日本學者採用電鏡，結合氯化金染色法和蘇木精 - 伊紅染色法（hematoxylin and eosin stain, H&E stain）發現伊東細胞和庫佛所發現的星狀細胞原來是同一類型的細胞，並指出上述細胞既不同於肝竇內皮細胞（endothelial cell），也不是肝內的巨噬細胞，這種細胞富含維他命 A 和脂質小滴，其中脂質小滴發出的自體螢光，以及這種細胞能被氯化金染色的特性，都與維他命 A 的存在有關。

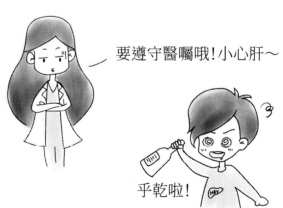

要遵守醫囑哦！小心肝～

乎乾啦！

1995 年，國際上正式將其命名為肝星狀細胞（hepatic stellate cell, HSC），它的主要功能是代謝和儲存維他命 A，儲存脂肪，合成和分泌膠原、醣蛋白（glycoprotein）、蛋白聚醣

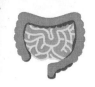

（proteoglycan）等基質成分，以及參與肝竇血流調節。為什麼要說肝星狀細胞？是因為正常情況下肝星狀細胞處於靜止狀態，當肝臟受到炎症或機械刺激等損傷時，肝星狀細胞就會被啟動，啟動的肝星狀細胞一方面透過增生和分泌細胞外基質參與肝纖維化的形成及肝內結構的重建，另一方面透過細胞收縮使肝竇內壓升高，這兩類變化最終奠定了肝纖維化、門靜脈高壓症（portal hypertension）發病的病理學基礎。所以肝星狀細胞被公認為是肝纖維化形成過程中的關鍵細胞，它的發現對於肝纖維化研究發展來說具有里程碑意義。

　　再回到 B 肝上面，一切就變得簡單多了，一方面再生肝細胞的大量陣亡導致了再生結節的形成，另一方面，肝星狀細胞大量被啟動，成了 B 肝病毒的得力助手，最終導致了肝臟的纖維化，而在肝臟表面，就形成了纖維間隔包圍再生結節的局面，殘留的肝小葉也無法倖免，被重新分割，改建成了假小葉，自此，B 肝病毒構建的肝硬化帝國徹底形成。很多 B 肝患者會覺得病毒構建這樣的帝國花費的時間很漫長，但是研究發現，慢性 B 型肝炎患者肝硬化的年發生率為 2%～10%，危險因素包括宿主（男性、年紀大和 ALT 持續升高）、病毒（HBV-DNA 大於 2,000IU/mL）、HBeAg 持續陽性。從 B 肝到肝硬化，短至數月，長達數十年，患者的發病高峰年齡為 35 ～ 48 歲。

從肝硬化到肝癌究竟有多遠？

　　如果 B 肝已經發展為肝硬化，事實上，它離肝癌已經不遠了，可以想像，伴隨肝臟再生結節、假小葉的形成和肝纖維化的加重，肝臟不堪重負，肝功能持續惡化，變性壞死的地方出現癌變的可能性非常大。當然，對於 B 肝患者，不管是肝硬化還是肝癌，罪魁禍首其實都是 B 肝病毒。B 肝病毒透過多種方式讓肝臟變形硬化，即便到了肝硬化，也依然不放過老態龍鍾的肝臟，這就是為什麼已經到了肝硬化還要繼續抗病毒的原因。

　　近些年，國內外一系列研究顯示，當 B 肝病毒 DNA 整合入肝細胞基因組後，會啟動一系列癌基因，B 肝病毒持續感染引起的發炎、壞死及再生本身也會改變肝細胞遺傳的穩定性，導致細胞突變機率增加。另外，B 型肝炎病毒感染也會使一些抑癌基因去活化（deactivation），導致肝細胞的細胞週期失控。我對十萬君列舉了目前研究較深入的癌基因和抑癌基因。

1. HBx 基因，它位於 HBV 基因組中 C 基因的上游，編碼 154 個胺基酸產物 HBxAg，HBx 基因會啟動多種癌基因及原癌基因，HBx 蛋白具有生長因子作用，會直接刺激癌細胞生長，也會抑制受損細胞 DNA 的修復和細胞凋亡，這些都可能導致肝細胞癌變。

2. B 型肝炎病毒的前 C 基因和 C 基因發生了基因突變和缺失，也可能與肝癌的發生機制有關。

191

3. 目前公認與肝癌相關的抑癌基因是 p53 和 p16，在 B 型肝炎病毒慢性發炎的刺激下，基因發生缺失和突變，也會導致肝細胞癌變。

　　所以在 B 肝病毒感染誘發肝癌的過程中，其實是多種癌基因和抑癌基因、多種機制共同發揮作用，如果 B 肝患者已經步入肝硬化階段，轉變為肝癌的可能性將會更高。研究發現，肝硬化患者中 6%～ 15%在 5 年後會發展為肝癌。

除了 B 肝病毒外，導致肝癌的危險因素還有哪些？

　　雖然 B 肝和肝硬化、肝癌密切關聯，早已得到了國際社會的廣泛認可，但在醫學上它也不是絕對的。我曾碰到過很多 B 肝患者，因為他們對自身病情非常重視，會定期到醫院複查，保持良好的生活方式，及時採納醫生的建議。所以很多年過去了，他們也能與 B 肝病毒和平相處，並沒有出現肝硬化或肝癌的徵兆。我們非常高興看到這樣的結果，這一部分 B 肝患者讓我們知道了，即使有了疾病，健康也掌握在自己手裡。

　　有欣慰就有失望，也有一部分 B 肝患者，他們對自身病情無動於衷，從來沒把 B 肝病毒放在眼裡，無畏的態度也使他們在生活中更加肆無忌憚。從來不到醫院檢查，更不用說定期複查，即便諮詢醫生，也不會接受醫生的建議，更要命的是，不改變不良的生活方式，比如長期吸菸、酗酒等。我曾見過一名 B

肝患者，在肝功能已經明顯異常的情況下，依然放肆喝酒，結果半年後得了猛爆性肝炎（fulminant hepatitis），一命嗚呼，留下他年輕的妻子和年幼的孩子相依為命，多麼慘痛的現實！

　　所以我對十萬君說，**對於 B 肝患者來說，沒有絕對的時間，只有不要命的嗜好。**

　　事實上，會導致肝癌的除了 B 肝之外，還包括很多因素。

1. 長期酗酒。我們都知道長期大量飲酒會導致肝細胞損傷、脂肪沉積及肝臟纖維化，逐漸發展為肝硬化，肝硬化繼續發展下去，轉變為肝癌的可能性是有的，如果這時候再合併 HBV 感染，兩種致病因子共同作用，結果可想而知。目前，病毒性肝炎合併飲酒與肝癌的關係越來越引起國內外醫學界的重視，國內外多項研究均顯示，飲酒與慢性 B 型肝炎有協同作用（synergy），在這些雙重影響下的患者可能會在更早階段發生肝癌，且肝癌的組織學分級常常是分化好的（well-differentiated）。

2. 長期吸菸。我們都知道菸草中含有多種化學物質，其中包括亞硝胺、多環芳烴、芳香胺等具有致癌作用的物質，而這些物質主要透過肝臟進行代謝，肝臟是這些化學物質的目標器官（target organ），長期吸菸對肝臟的影響可想而知。

3. 黃麴毒素（aflatoxin）。在一些肝癌高發區（常為氣候潮溼的地區），潮溼氣候易導致食物發霉，而在發霉食物中，

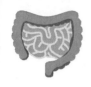

黃麴毒素的含量往往很高。研究發現，黃麴毒素的代謝產物黃麴毒素 B1 有強烈的致癌作用，常接觸黃麴毒素的族群，血清黃麴毒素 B1- 白蛋白（albumin）結合物水準及尿黃麴毒素 B1 水準明顯升高，顯示黃麴毒素 B1 與肝癌密切相關。它可能透過影響 RAS、c-Fos、P53、Survivin 基因的表現而引發肝癌，進一步研究發現，黃麴毒素與 HBV 有協同致癌作用。在 HBV-DNA 整合的肝細胞中，可以發現黃麴毒素堆積，用探針（probe）標記技術已經檢測到肝癌組織中的黃麴毒素 DNA 加成物。HBV-DNA 整合以及黃麴毒素與 DNA 的加成，可能是肝細胞癌變的始動因素和促進因子。

4. 亞硝胺。醃、燻、烤食物中亞硝酸鹽、多環芳香烴化合物（polycyclic aromatic hydrocarbons, PAHs）等致癌物或前致癌物（precarcinogen）的含量高。亞硝酸鹽本身不致癌，但在烹調或其他條件下，會與胺基酸發生降解反應，生成強致癌性的亞硝胺，如果 B 肝患者長期進食亞硝胺含量較高的食物，罹癌的風險也會大大增加。

5. 非酒精性脂肪肝。雖然喝酒會引起脂肪肝，但也有一部分患者並不喝酒，他們體重超標，少運動或幾乎不運動，偏食現象嚴重，喜歡高脂肪食物，基本拒絕蔬菜瓜果。這些不健康的生活方式其實都非常危險，雖然非酒精性脂肪肝轉變為肝癌的可能性很小，但是它卻會加重肝臟負擔，導

致肝功能受損，如果再加上慢性 B 肝，長期下來，肝臟也會不堪重負。

對 B 肝患者來說，定期檢查非常重要，因為它不但能觀察到體內 B 肝病毒的活躍量，還能觀察肝臟的發炎和纖維化程度，我們都知道，B 肝是有可能轉變為肝硬化甚至肝癌的，所以定期檢查還能及早發現這些病變。

究竟哪些檢查才能夠及早發現肝癌？

1. 甲型胎兒蛋白（alpha-fetoprotein, AFP）檢查。AFP 是診斷肝癌的特異性標誌物，陽性率可達 70%。雖然 AFP 用於診斷肝癌已經很多年了，但是迄今為止，它仍然是最好的早期診斷方法之一，可在症狀出現前 6 ～ 12 個月做出診斷，所以目前 AFP 被廣泛應用於肝癌的普查、診斷、判斷治療效果和預測復發。當然任何一種檢查方式都不是盡善盡美的，比如妊娠、生殖細胞瘤（germ cell tumor, GCT）、大量肝細胞壞死時的肝細胞再生和慢性肝病活動同樣會引起它的升高。所以對於 AFP 升高的患者，如果我們能夠排除其他病因，並且 AFP 持續大於 400μg/L，這個時候我們就可以考慮肝癌的可能了。

2. 肝臟超音波檢查。這是肝癌篩查的首選方法，它能夠檢查出肝內直徑大於 1 公分的占位性病變（space-occupying

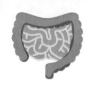
lesion），具有方便易行、價格低廉和無創的優點。

3. 肝臟增強 CT 或 MRI（磁共振成像）。兩者對 1 公分左右肝癌的檢出率均大於 80％，但 CT 有輻射，不適宜短期內重複進行；MRI 是利用核磁共振原理，透過外加梯度（gradient）磁場檢測所發射出的電磁波，據此可以繪製成物體內部的結構圖像，所以它是非放射性檢查，可以短期內重複進行。

4. 選擇性肝動脈攝影。對直徑 1 ～ 2 公分的小肝癌，肝動脈攝影能夠做出更精確的診斷，正確率大於 90％，適合 CT 或 MRI 難以確診的可疑肝癌小病灶。

5. 細針穿刺活檢。超音波或 CT 引導下細針穿刺活檢是確診肝癌的最可靠方法，但屬於創傷性檢查，有出血或針道轉移的風險。

　　我對十萬君說，這 5 種檢查方式非常重要，不僅醫生要牢記，所有的 B 肝患者也應牢記，在與 B 肝病毒鬥智鬥勇的歲月裡，這些檢查能夠幫助我們更好地發現肝癌。

　　正因這些檢查方式的重要性和敏感性，國際醫學界也達成了統一共識，只要滿足下列三項中的任何一項，即可診斷為肝癌。

1. 具有兩種典型影像學（超音波、CT、MRI 或選擇性肝動脈攝影）表現，病灶大於 2 公分。

2. 一項典型的影像學表現，病灶大於 2 公分，AFP 持續大於

400μg/L。

3. 肝臟活檢陽性。

　　我問十萬君，從這裡你是否能夠發現肝癌診斷的與眾不同？

　　的確，其他的癌症，比如胃癌，大腸癌，肺癌，乳癌等，確診都必須要有病理學依據，但唯獨肝癌，可以透過影像學和（或）AFP 直接做出診斷。

　　但是新的問題也來了，如果病灶在 2 公分以下，是不是就一定能排除肝癌呢？

　　當然不是，按照美國肝病學會和歐洲肝病學會提出的肝癌診斷程序要點，對小於 2 公分以下的可疑結節，為了排除肝癌的可能，這時候最好進行細針穿刺活檢，如果結果陰性，可以每 3 ～ 6 個月追蹤超音波及 AFP，如果病灶繼續增大且 AFP 持續升高，可以重複活檢，直至明確診斷。

怎樣預防 B 肝轉變為肝癌？

　　養成良好的生活方式，戒菸戒酒，注意適當休息，不要熬夜，保持合理的膳食結構，不要攝取太多的脂肪和熱量，應注意新鮮水果和蔬菜的補充，進行適當的有氧運動，體重控制在標準範圍內，不吃醃、燻、烤及發霉的食物。

　　B 肝患者，建議每半年複查一次肝功能、HBV-DNA 定量、

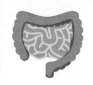

B 肝兩對半檢查，有抗病毒適應症的患者，嚴格遵醫囑抗病毒治療，千萬不要隨便停藥。

對於年齡大於 35 歲的 B 肝患者，除了上述檢查之外，還應該每 6～12 個月進行一次超音波和 AFP 檢測，如果發現肝上出現可疑結節，應該及時求助醫生。

對於已經是肝炎後肝硬化的患者，這個階段更要特別注意，除了要積極抗病毒治療以外，還應該每 3～6 個月複查一次肝功能、HBV-DNA 定量、B 肝兩對半檢查、AFP 及超音波，如果發現可疑結節，也應該及時求助醫生。

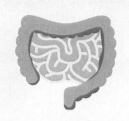

第五章　如何選擇合適的抗病毒藥物？

「老師，28 床的小白麩丙轉胺酶（serum glutamate pyruvate transaminase, SGPT）已經超過正常上限值的 4 倍了，而且 HBeAg 陽性，HBV-DNA 也達到了 50,000IU/mL，看來他需要抗病毒治療了。」十萬君將檢驗單上的數據唸給我聽。

小白，我當然記得他，35 歲，一週前因上消化道出血入院，確診慢性 B 型病毒性肝炎 15 年，只是一直未做過特殊治療，也很少到醫院檢查各項指標。他剛進來的時候，因為出血嚴重，我們曾考慮他是不是已經出現了肝硬化，但隨後胃鏡證明並非食道胃底靜脈曲張破裂出血（esophageal variceal bleeding），肝臟超音波也排除了肝硬化的可能。

但是現在，他的肝臟已經發出了求救訊號，各項異常指標顯示著如果再不治療，肝臟的情況可能會越來越糟糕，隨著時間的推移有可能出現纖維化甚至癌變。迄今為止，只有抗病毒治療才是減少或延緩肝硬化和肝癌發生的最佳手段，特別對於小白這樣有明確抗病毒適應症的患者來說，及時接受抗病毒治療，能夠抑制病毒持續複製，減少肝臟自身的免疫反應，從而改善肝功能、減輕肝組織病變，避免出現更嚴重的併發症。

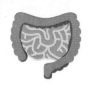
抗病毒藥物的選擇有哪些？

　　說到這裡，十萬君有了新的疑問，抗病毒藥物的選擇究竟有哪些？

　　雖然不同的醫院可能有不同的抗病毒藥物，但總體來說，它可以分為兩類，一類是干擾素（interferon, IFN），一類是核苷（酸）類似物（nucleoside analogue）。兩大類藥物共同的特點都是抑制 HBV 複製，達到抗病毒治療作用，不同點是核苷（酸）類似物僅有抗病毒作用，而無免疫調節作用。

1. 干擾素雖然是一種廣譜（broad spectrum）抗病毒劑，但它並不是直接殺傷或抑制病毒，而主要透過細胞表面受體（receptors）作用使細胞產生抗病毒蛋白，這種抗病毒蛋白能阻斷病毒核酸和蛋白的合成，從而抑制病毒複製，其類型分為三類：α（白血球）型、β（纖維母細胞）型，γ（淋巴細胞）型，具有抗病毒、抗細胞分裂和免疫調節的功能，其中抗病毒能力最強的是 α（白血球）型干擾素，所以它在臨床上的應用也最多。迄今為止，α 干擾素也是國內外醫學界公認的治療慢性 B 型肝炎的有效藥物。說到 α 干擾素，它又分為兩種，一種是傳統型干擾素（IFN-α），另一種則是長效型干擾素（Peg-IFN-α）。兩者的區別在於傳統型干擾素分子比較小，吸收迅速，分子之外缺乏保護性裝置，干擾素會直接與體內的分解酶相接

觸，很快就被機體清除。為了保證能維持一定的治療濃度，就需要反覆注射，這樣就造成了濃度的波動非常大。濃度高時，雖保證了治療效果，但由於濃度過高而產生很多副作用；濃度低時，無法達到治療效果，而且需要反覆注射。而長效型干擾素則透過最新科技在干擾素分子上安裝了一個無活性的 Peg 分子，這樣不僅增加了干擾素的分子量，延緩了干擾素的吸收，而且 Peg 分子還可以避免干擾素與分解酶的直接接觸，降低其清除速度，不僅藥物濃度得以維持在一個平穩水準，而且由於清除減慢，用藥的週期也得以延長，從而使療效也得到了提升。

2. 核苷（酸）類似物，主要透過病毒產生的胸苷激酶（thymidine kinase），使之磷酸化成三磷酸核苷類似物，造成抑制病毒 DNA 聚合酶和反轉錄酶（reverse transcriptase）的活性，並與核苷酸競爭性摻入病毒的 DNA 鏈，從而終止 DNA 鏈的延長和合成，最終達到抑制病毒複製的作用。目前用於抗 B 肝病毒的核苷（酸）類似物根據分子結構分為三類：L- 核苷類（L-nucleosides），以拉米夫定（Lamivudine）、替比夫定（Telbivudine）為代表；無環磷酸鹽類，以阿德福韋酯（Adefovir）和替諾福韋酯（Tenofovir）為代表；環戊烷／戊烯類，以恩替卡韋（Entecavir）為代表。

雖然 B 肝的抗病毒治療有兩大類藥物可以選擇，但是具體到每一名需要抗病毒治療的 B 肝患者，又有不同的適應症，所以 B 肝講究的是個人化治療（personalized medicine）。

抗病毒藥物的不良反應有哪些？

首先來說干擾素。事實上，並不是所有的 B 肝患者都能選擇這種藥物，如果合併妊娠、精神病史（患有精神分裂症或嚴重憂鬱症等病史）、未能控制的癲癇、代價不全之肝硬化（decompensated cirrhosis）、未控制的自體免疫性疾病（autoimmune disease），伴有嚴重感染、視網膜疾病、心臟衰竭（heart failure, HF）和慢性阻塞性肺病（chronic obstructive pulmonary disease, COPD）等慢性病被視為是干擾素治療的絕對禁忌症（contraindication），也就是絕對不能使用。對於甲狀腺疾病、既往有憂鬱症史、未有效控制的糖尿病和高血壓病、治療前嗜中性球（neutrophil）計數小於 1.5×109/ 升和（或）血小板計數小於 90×109/ 升，則被視為相對禁忌症，使用前必須積極權衡利弊。

為什麼這些被視為禁忌症？其中重要的原因就是干擾素可能產生的不良反應。

任何一種藥物在使用時間都可能會出現不良反應，畢竟是藥三分毒，大量的臨床數據顯示，使用干擾素期間可能會出現

以下五種反應。

1. 類流感症候群，表現為發燒、頭痛、肌肉痠痛和乏力等。
2. 骨髓抑制，表現為粒細胞及血小板計數減少。
3. 精神異常，表現為憂鬱、妄想和重度焦慮等精神病症狀。
4. 自體免疫現象，一些患者會出現自體抗體（autoantibody），僅少部分患者出現甲狀腺疾病、糖尿病、血小板減少、乾癬、白斑、類風溼關節炎和系統性紅斑狼瘡（systemic lupus erythematosus, SLE）等。
5. 多重器官損傷，用藥期間可能會出現腎臟損傷、心血管併發症、視網膜病變、聽力下降和間質性肺炎（interstitial lung disease, ILD）等。

　　其次來說說核苷（酸）類似物，和干擾素相比，核苷（酸）類似物的安全性和耐受性明顯要好很多，即便是中晚期肝硬化、B肝孕婦、有精神病史患者等，在充分評估後也可以選擇合適的核苷（酸）類似物治療，但這不意味著核苷（酸）類似物就完全沒有不良反應。這類藥物要不沒有反應，一旦出現往往都是少見的嚴重不良反應，主要是肌毒性和腎毒性，比如腎功能不全、低磷性骨病、肌炎、橫紋肌溶解（rhabdomyolysis）和乳酸中毒（lactic acidosis）。臨床工作中，很多醫生和患者都認為核苷（酸）類似物非常安全，因此掉以輕心，一旦出現不良反應，往往沒有及時發現，所以即便是少見甚至罕見的不良

反應，也應該重視。

「抗病毒藥物要使用多久？」十萬君的這個問題非常好，事實上這也是很多 B 肝患者所關心的。一旦醫生告訴你，根據你的檢查結果你需要抗病毒治療，那麼你就應該做好充分的心理準備，B 肝的抗病毒治療不是閃電戰，而是持久戰。在漫長的抗戰歲月裡，存在很多不確定的未知因素，有時連醫生都無法準確預知，畢竟每個人都是獨一無二的個體。

事實上，即便有充分的抗病毒適應症，即便箭在弦上不得不發，但很多 B 肝患者在接受抗病毒治療前還是經過了漫長的心理煎熬，他們害怕藥物所帶來的不良反應，也害怕長期接受治療後換來的並不是一個理想的結果。可是一旦做好了治療準備，你就必須按部就班。

首先，如果病情決定了你需要使用干擾素治療，普通 α- 干擾素需要每週皮下或肌內注射 3 次，相對於普通干擾素，聚乙二醇化 -α- 干擾素的優勢則較為突出，它的抗病毒效果更好，每週只需皮下或肌內注射 1 次。對於 HBeAg 陽性的慢性 B 肝患者，IFN-α 和 Peg-IFN-α 療程需要 1 年；對於 HBeAg 陰性的慢性 B 肝患者，療程推薦也是 1 年。

其次，核苷（酸）類似物比干擾素的使用要方便很多，只需每天按時堅持口服即可，但是它的使用時間也比干擾素更長。對於 HBeAg 陽性的慢性 B 肝患者，最短療程不少於 4 年；對

於 HBeAg 陰性的慢性 B 肝患者，最短療程則不少於 3 年。

如何選擇合適的抗病毒藥物？

　　具有以下因素的 HBeAg 陽性 B 肝患者，接受 Peg-IFN-α 治療 HBeAg 血清學轉換（轉陰）率更高：HBV-DNA 滴度較低，小於 $2\times108IU/mL$；ALT 明顯升高；B 肝基因型為 A 或 B 型；肝組織發炎壞死較重，纖維化程度輕。在有抗病毒適應症的慢性 B 肝患者中，相對年輕的患者（包括青少年患者）、希望近年內生育的患者、短期完成治療的患者和初次接受抗病毒治療的患者，可優先考慮使用 Peg-IFN-α 進行治療，但是對於明確有干擾素使用禁忌症的患者則不能使用。

　　至於核苷（酸）類似物，則更適用於年齡相對較大的成年患者，對於無法使用干擾素的患者，也可以考慮使用核苷（酸）類似物，但是它的口服時間會比較長。

　　干擾素可以和核苷（酸）類似物一起使用嗎？有人認為干擾素和核苷（酸）類似物各有各的優勢，也有人提出了這樣的設想，既然 B 肝是持久戰，它的治療時間很漫長，而且容易抗藥，那麼如果把這兩種藥物一起使用，就像重症細菌感染時合併使用抗生素一樣，療效會不會更好？治療療程會不會更短？其實醫學界對於兩種藥物是否能夠合併一直有在研究，但是目前各國的指南都未指出合併使用能取得更好的效果，因此同

步干擾素與核苷（酸）類似物的聯合治療方案是否能提高療效仍不確切。也有研究發現，合併使用並不能提高 HBeAg 血清學轉換率以及 HBsAg 清除率，也無法改善停藥後的持久反應率（response rate, RR），所以對停藥後可能出現的復發沒有幫助。而且眾所周知，抗病毒藥物都是很昂貴的，尤其是干擾素。至於核苷（酸）類似物，一盒藥的價錢也都不便宜，長期使用對很多人來說，經濟上也是一筆不小的負擔，至於合併使用，負擔就更大了。所以無論從獲益還是從經濟上來說，都不推薦兩種藥物一起使用。

　　雖然不推薦同步合併用藥，但是在某一種藥物出現抗藥性時，其他的藥物也是可以選擇的。比如剛開始使用的是干擾素，如果治療失敗，接下來也是可以改用核苷（酸）類似物治療的；剛開始使用的是核苷（酸）類似物中的一種，如果治療失敗，可以加用其他的核苷（酸）類似物，也可以改用干擾素繼續治療。

　　那麼抗病毒藥物究竟要吃多久？先來說說干擾素，不管是普通干擾素還是聚乙二醇化干擾素，按照指南推薦的療程都是 1 年，雖然有研究顯示療程延長至 2 年可能會提高治療反應率，但是延長治療也會帶來更多的不良反應和經濟負擔，從藥物經濟學角度考慮，現階段並不推薦延長治療。所以干擾素使用 1 年即可停藥，但是使用期間需要密切監測病毒學指標，治療開

始後應每 3 個月檢測 1 次 HBsAg、HBeAg、Anti-HBe、HBV-DNA 和肝功能，以及時判斷療效和是否抗藥。至於核苷（酸）類似物，對初治患者優先推薦選用恩替卡韋或替諾福韋酯，因為它們的抗藥發生率很低，治療開始後也應該每 3 個月檢測 1 次 HBsAg、HBeAg、Anti-HBe、HBV-DNA 和肝功能，以及時判斷療效和是否抗藥，對於 HBeAg 陽性的慢性 B 肝患者在達到 HBV-DNA 低於檢測值下限、ALT 恢復正常、HBeAg 血清學轉換後，再鞏固性治療（consolidation）至少 3 年，經過至少 2 次複查（每次間隔 6 個月）仍保持不變者，可考慮停藥；對於 HBeAg 陰性的慢性 B 肝患者，建議達到 HBsAg 消失且 HBV-DNA 檢測不到，再鞏固性治療 1 年半，經過至少 3 次複查（每次間隔 6 個月）仍保持不變時，可考慮停藥。即便已經停藥了，也應該每間隔 6 個月進行 1 次複查，以及時發現復發。

　　經過積極的抗病毒治療後，不同的 B 肝患者可能也存在不同的治療效果，目前公認的三個治療終點為：

1. 理想的終點，HBeAg 陽性與 HBeAg 陰性患者，停藥後獲得持久的 HBsAg 消失，可伴或不伴 Anti-HBs 血清學轉換。
2. 滿意的終點，HBeAg 陽性患者，停藥後獲得持續的病毒學反應（virologic response），ALT 恢復正常，並伴有 HBeAg 血清學轉換。HBeAg 陰性患者，停藥後獲得持續的病毒學反應和 ALT 恢復正常。

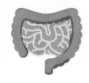

3. 基本的終點，如無法獲得停藥後持續反應，抗病毒治療期間長期維持病毒學反應（檢測不到 HBV-DNA）。

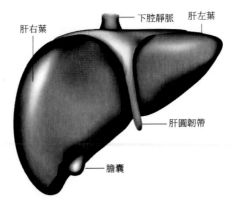

肝右葉　　　下腔靜脈　　肝左葉

肝圓韌帶

膽囊

肝臟是人體最大的腺體，也是人體內最大的實質性器官，不僅參與蛋白質、脂類、醣類和維他命的合成，還參與激素、藥物等物質的轉化和解毒，以及具有分泌膽汁的作用，而膽囊就位於肝臟下面的膽囊窩內

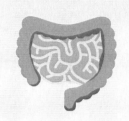

第六章　胰臟為什麼會發炎？

凌晨2點，病區大門咯吱一聲被推開，一個聲音響起，請接收患者！

我和十萬君打起十二分精神，快速趕到了病房。

這是一名罹患急性胰臟炎（acute pancreatitis, AP）的中年男性患者，他躺在病床上，表情痛苦，一直用手捂著肚子呻吟不止，急診科醫生採取了簡單的處理措施，抽血查了全血細胞計數（complete blood count, CBC）和澱粉酶（amylase），建立了靜脈通道。

我認真查看著患者的化驗報告，報告顯示著，白血球和嗜中性球計數明顯升高，血澱粉酶超過正常值的4倍，詢問病史後，得知患者是晚餐之後發病的，到現在差不多6個小時了，只是剛開始沒這麼痛，本以為休息下就能緩解，結果症狀卻越來越嚴重。

體格檢查中上腹有明顯的壓痛，局部腹部壓痛，腹鳴（borborygmus）比較弱。

醫學上判斷是否為急性胰臟炎有著一定的診斷標準，可以幫助醫生快速做出判斷，一般只要具備以下3點中的任意2點即可：

1. 急性、持續性中上腹痛。
2. 血澱粉酶或解脂酶（lipase）高於正常值上限 3 倍。
3. 急性胰臟炎的典型影像學表現（比如腹部超音波或腹部 CT）。

雖然這名叫學飛的患者還沒有來得及完善胰臟 CT 或超音波，但是透過病史、症狀、體徵和已有的化驗結果，按照診斷標準診斷急性胰臟炎還是沒有問題的。

接下來是積極對症治療，忙完的時候一抬頭，已經是凌晨 3 點了。

你了解胰臟嗎？

完成入院記錄和首次病程記錄後，新患者的到來讓我們兩個再沒有睡意，我乾脆考考他，「小子，你來分析下這名患者突發胰臟炎的病因？」

十萬君皺著眉頭：「之前詢問病史的時候曾反覆問過患者和家屬，但都否認了飲酒史，所以顯然不是酒精導致的，但是他平時身體還不錯，也否認有『膽結石』的病史，也不太像……但他很胖，難道是高血脂引起的……」越說到後面，十萬君似乎越沒有自信。

「就這些？還有嗎？」我望著十萬君，期待更多的答案，但他卻搖了搖頭。

　　我長呼一口氣，行醫十年，我幾乎每週都能遇到急性胰臟炎的患者，學飛究竟是第幾例，我也記不清了。記得十年前剛參加工作的時候，碰到的第一例胰臟炎患者，卻怎麼都找不到病因，後來還進行了全院大會診以及疑難病例討論，最終的結果出人意料，導致急性胰臟炎的罪魁禍首竟然是自體免疫疾病，所以那個病例給我留下的印象特別深刻，也正是從那時起，我知道了 —— 當醫生，僅僅記住典型的東西是不夠的。

　　「你了解胰臟嗎？」這是我考十萬君的第二個問題，聽起來非常簡單，十萬君說了它是人體重要的消化腺，能夠分泌胰液，從而幫助人體消化。但如此簡單，同樣是不夠的，或者說是一知半解，要想更好地了解胰臟，我們不僅要了解它的作用，還要知曉它的解剖結構、組織學特點以及它的生理調節機制。

1. 胰臟的解剖結構。成年人的胰臟長 10 ～ 20 公分，寬 3 ～ 5 公分，厚 1.5 ～ 2.5 公分，重 75~125 克，分為頭、頸、體、尾四個部分，其中胰頭位於十二指腸的「C 型」凹陷內，緊貼十二指腸，從十二指腸斜向左上，故胰頸、體、尾斜位於腹後部，胰尾一直向左延伸到脾臟的胃面，整個胰臟的質地柔軟、邊緣整齊、輪廓光滑，為什麼 CT 能夠看出急性胰臟炎？就是因為發炎時期胰液大量滲出，使得胰臟的邊緣變得粗糙，輪廓也就變得模糊不清了。

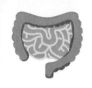

2. 胰臟的組織學特點。胰臟分為外分泌腺和內分泌腺兩部分，外分泌腺由腺泡和腺管組成，腺泡分泌胰液，腺管是胰液排出的通道。胰液中含有多種消化酶，胰液透過胰臟管排入十二指腸，有消化蛋白質、脂肪和醣的作用。內分泌腺由大小不同的胰島所組成，包括 4 種細胞，A 細胞、B 細胞、D 細胞、PP 細胞：A 細胞分泌升糖素，升高血糖；B 細胞分泌胰島素，降低血糖；D 細胞分泌體抑素（somatostatin），以旁分泌（paracrine）的方式抑制 A、B 細胞的分泌；PP 細胞分泌胰多肽（pancreatic polypeptide, PP），抑制胃腸運動、胰液分泌和膽囊收縮。

3. 胰臟的生理調節機制受體液和神經的雙重控制，以體液控制為主。在非消化期，胰臟分泌很少，進食開始後，胰臟即開始分泌，分為頭期（cephalic phase）、胃期（gastric phase）和腸期（intestinal phase），受神經和激素的雙重調節。其中促進胰液分泌的激素有胰泌素（secretin）、膽囊收縮素（cholecystokinin, CCK）、血管活性腸肽（vasoactive intestinal peptide, VIP）、一氧化氮和胃泌素（gastrin）等，抑制胰液分泌的激素有 P 物質、升糖素、胰多肽、體抑素等。神經調節機制裡主要是迷走神經（vagus nerve）、腎上腺素神經（adrenergic nerve）和局部神經通路（neural pathway）產生重要作用，其中迷走神經和

局部神經通路調節可以促進胰臟分泌，而腎上腺素神經調節則可以抑制胰臟分泌。

胰臟的自殘

急性胰臟炎到底嚴不嚴重？如果能夠充分了解胰臟，我們就能很清楚地知道胰臟會分泌很多種類不同的胰酶（pancreatin）。在某些特殊的情況下，如果胰酶被大量啟動，又來不及排出，情況會變成怎樣？大量活性的消化因子蠢蠢欲動，槍口對準胰臟本身，毋庸置疑，就會引起急性胰臟炎。所以目前醫學上對急性胰臟炎的定義是：多種病因引起胰酶啟動，繼而導致胰臟自身消化所致的胰臟水腫、出血及壞死等發炎性損傷。如果用通俗的話來形容，那就是胰臟自擺烏龍，自我傷害！

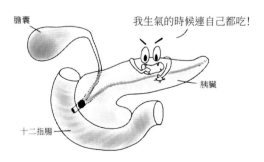

膽囊　　　　　我生氣的時候連自己都吃!

胰臟

十二指腸

213

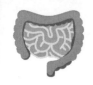

千萬不要小看這樣的自我傷害，傷害程度又分為輕度、中度和重度，輕度不伴有器官功能衰竭以及局部或全身併發症，通常在 1 ～ 2 週內恢復，病死率低，這是最好的結果。中度介於輕度與重度之間，在常規治療基礎上，伴有短暫性器官功能衰竭（48 小時內可自行恢復），或伴有局部或全身併發症而無持續性器官功能衰竭（48 小時內無法自行恢復），這是幸運的結果。重度是伴有持續性器官功能衰竭（持續 48 小時以上，無法自行恢復的呼吸、心血管或腎臟功能衰竭，可能累及一個或多個臟器），病死率較高，為 36％～ 50％，如後期併發感染則病死率更高，這是最慘的結果。所以，有時醫生說急性胰臟炎會致命，這絕不是危言聳聽！

急性胰臟炎的病因

我對十萬君說，身為一名醫生，我們要熟練掌握所有會導致急性胰臟炎的病因，只有知己知彼，方能百戰不殆，舉個簡單的例子，雖然酗酒是導致急性胰臟炎的重要病因，但並不是所有的胰臟炎都與酒精有關，如果我們的思路僅僅局限於酒精，那麼就有可能誤診甚至漏診，對於一名急性胰臟炎患者，病情延誤很有可能帶來極其可怕的後果。事實上，導致急性胰臟炎的病因確實是五花八門，比如膽道疾病、代謝障礙、藥物、寄生蟲、病毒感染、手術與創傷等。

1. 膽道疾病。膽石症（cholelithiasis）及膽道感染是急性胰臟炎的主要病因，如果你能清楚地了解胰臟的解剖結構，你就會知道胰管與膽總管（common bile duct）匯合形成共同通道開口於十二指腸壺腹部（ampulla of vater），胰液就是透過這裡排入小腸的，一旦結石、蛔蟲嵌頓在這裡，將使胰管流出通道不暢；其次，膽總管末端和胰管末端的環形平滑肌與十二指腸壺腹周圍的環形平滑肌共同組成了歐迪氏括約肌（sphincter of Oddi），又稱為肝膽壺腹括約肌，具有控制膽汁和胰液排放的作用。進食時，歐迪氏括約肌鬆弛，膽汁和胰液流入小腸；不進食時，歐迪氏括約肌收縮，閘門關閉，而膽管發炎或膽石移行時會損傷歐迪氏括約肌，導致胰液排出受阻，胰酶被啟動後就會誘發急性胰臟炎。

2. 酒精。急性胰臟炎發生率增高與大量飲酒成正相關，在中年族群中尤為突出，男性高於女性，飲酒量超過 60 克／天者，男女發生率無明顯差別，飲酒時間 20～30 年者，急性胰臟炎發生率可能超過 2%～3%，誘發機制為酒精促進胰液分泌，當胰管流出通道無法充分引流大量胰液時，胰管內壓升高，引發腺泡細胞損傷。酒精在胰內氧化代謝時產生大量活性氧（reactive oxygen species, ROS），也會促使發炎反應啟動，引發急性胰臟炎的酒精量存在較大的

個體差異；酒精會改變體內的脂質代謝，誘發高血脂症；酒精會引起歐迪氏括約肌痙攣，導致胰液引流不暢。

3. 代謝症候群。我們的身體能夠吸收營養，也能排出廢物，如果營養和廢物過多，身體不堪重負，就會出現代謝症候群。高血脂症就屬於脂肪代謝症候群，特別是高三酸甘油脂血症（hypertriglyceridemia）與急性胰臟炎有關，可能與脂球微栓影響微循環及胰臟分泌三酸甘油脂致毒性脂肪酸損傷細胞有關。而膽固醇與急性胰臟炎的發病無明顯相關。此外，副甲狀腺（parathyroid gland）腫瘤、維他命 D 過多等所致的高血鈣症（hypercalcemia）會致胰臟鈣化、促進胰酶提前活化而促發急性胰臟炎。

4. 胰管阻塞。胰管結石、蛔蟲、狹窄、腫瘤（壺腹周圍癌、胰臟癌）會引起胰管阻塞和胰管內壓升高。胰臟分裂是一種胰臟導管的先天性發育異常，即主、副胰管在發育過程中未能融合，大部分胰液經狹小的十二指腸副乳頭引流，也容易發生引流不暢，導致胰管內高壓。

5. 手術與創傷。腹腔手術、腹部鈍挫傷（blunt trauma）等損傷胰臟組織、導致胰臟嚴重血液循環障礙，均可能引起急性胰臟炎。內視鏡逆行性膽胰管攝影術（endoscopic retrograde cholangiopancreatography, ERCP）插管時導致的十二指腸乳頭水腫或注射顯影劑（contrast media）壓

力過高等，也會引發急性胰臟炎。

6. 藥物。噻嗪類利尿劑（thiazides）、硫唑嘌呤（Azathioprine, AZA）、糖皮質素（glucocorticoids）、磺胺類（Sulfonamides, SAs）等藥物可能促發急性胰臟炎，多發生在服藥最初的兩個月，與劑量無明顯相關。一般認為藥物性胰臟炎大多數是由於特異性反應和（或）直接的毒性作用所致，如引起高血鈣症、高血脂症，形成血栓，增加胰液黏度。

7. 感染及全身發炎反應。可能繼發於急性流行性腮腺炎（mumps）、A型流感、肺炎披衣菌（Chlamydia pneumoniae, CP）感染、傳染性單核細胞增多症（infectious mononucleosis）、克沙奇病毒（coxsackievirus）感染等，常隨感染痊癒而自行緩解，在全身發炎反應時，作為受損的目標器官之一，胰臟也會有急性發炎性損傷。

8. 十二指腸降段疾病，如球後穿透性潰瘍（penetrating ulcer）、鄰近十二指腸乳頭的憩室炎都會波及胰臟。

9. 各種自體免疫性的血管炎、胰臟主要血管栓塞等血管病變會影響胰臟供血，由於胰臟供血受阻須超過 50% 才可能導致急性胰臟炎，所以比較少見。

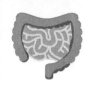

慢性胰臟炎也是生不如死

提到急性胰臟炎，就必須要說慢性胰臟炎（chronic pancreatitis, CP），因為它們既有區分又彼此關聯。醫學界對慢性胰臟炎的定義與急性胰臟炎有所不同，它是以胰臟慢性發炎、纖維化、萎縮、鈣化為特徵，最終導致胰臟內外分泌功能不足的疾病。急性胰臟炎會引起劇烈的腹痛、嘔吐，隨著病情的進展，還會導致胰臟假性囊腫（pancreatic pseudocyst）及胰臟膿瘍（pancreatic abscess），重症胰臟炎甚至會致命。而慢性胰臟炎雖然不會短期內致命，但也是生不如死，因為它很難完全被治癒，所以會經常腹痛，慢性胰臟炎的後期，由於胰臟內分泌功能障礙引起胰臟 β 細胞破壞，半數患者會發生糖尿病。由於胰臟外分泌功能障礙引起食慾減退、營養不良及維他命和微量元素的缺乏，甚至會出現腹瀉，每天排便 3 ～ 4 次，有氣泡和惡臭，大便內脂肪量增多並伴有不消化的肌肉纖維，所以也稱脂肪瀉（steatorrhea）。大約 4%的慢性胰臟炎經過時間的推移還會發展為胰臟癌，想想也的確恐怖！

不過新的疑問是，導致慢性胰臟炎的病因又有哪些？

1. 我們都知道喝酒會誘發急性胰臟炎，但是讓人遺憾的是，很多人即便喝酒得了急性胰臟炎，病情痊癒後回家依然喝酒。反覆喝酒也會導致急性胰臟炎反覆發作，時間長了，酒精就會推動發炎慢性化，形成慢性胰臟炎。

2. 除了長期飲酒外，如果膽道疾病沒有得到有效治療，胰管通道反覆被堵塞。同理，胰臟炎也會反覆發作，在此基礎上就會逐漸發展為慢性胰臟炎。

3. 消化系統疾病最神奇的地方在於，其他系統的疾病也有可能會引起它的不適，比如風溼性疾病中的系統紅斑狼瘡和乾燥症候群（sicca syndrome，修格蘭氏症候群）等同樣會導致慢性胰臟炎，我們稱之為自體免疫性胰臟炎。1961 年，因自體免疫而引起的慢性胰臟發炎性硬化被首次報導；1995 年，日本學者吉田（Yoshida）等正式提出了自體免疫性胰臟炎的概念；2001 年，自體免疫性胰臟炎作為慢性胰臟炎的一種獨立分型而存在。迄今為止發現的最容易導致胰臟炎的免疫疾病，除了系統紅斑狼瘡和乾燥症候群以外，還有原發性膽汁性膽管炎（primary biliary cholangitis, PBC）和自體免疫性肝炎（autoimmune hepatitis, AIH）。

4. 也有研究認為，慢性胰臟炎可能普遍存在基因異常，其中遺傳性胰臟炎中，多見 PRSS1 基因突變；散發性胰臟炎中，SPINK1 基因和 CFTR 基因為常見突變基因。

胰臟還有雙胞胎兄弟？

異位性胰臟炎是一種怎樣的存在？除了急性胰臟炎和慢性胰臟炎以外，醫學上還存在一種非常特別的胰臟炎，那就是異

位性胰臟炎，顧名思義就是跑到別處的胰臟發炎了。

　　所以我對十萬君說：「胰臟有時也會長在胃裡，你相信嗎？」

　　「啊！」十萬君目瞪口呆地望著我，「是……兩個胰臟嗎？」

　　胰臟的雙胞胎兄弟，我們又稱為異位性胰臟（heterotopic pancreas），是指在胰臟本身以外生長的，與正常胰臟組織既無解剖上的關聯、又無血管連接的孤立的胰臟組織。它屬於一種先天畸形，其發生原因目前尚不太清楚，一般認為與人類胚胎時期胰臟原基（primordium）在旋轉、融合過程中原基的殘餘有關。西元 1727 年，Jean-Schultz 首次報導了異位性胰臟，幾百年來，醫學界發現人體很多部位都可能出現異位性胰臟，其中以胃及十二指腸最為多見，少數見於食道、空腸、迴腸、梅克爾憩室、腸繫膜，偶爾見於肝、脾、膽道、肺、縱隔（mediastinum）等。比如最常見的胃異位性胰臟，往往都是進行胃鏡檢查時發現的，它通常位於胃竇大彎側，胃鏡下表現為表面光滑的隆起性病灶，直徑數毫米至數公分不等，部分可見隆起中央臍樣凹陷，為腺管開口。所以，胰臟能長在胃裡是真的，這麼神奇的事也是科學，而不是童話故事！

　　醫學非常奇妙，大部分異位性胰臟患者並無臨床症狀，少數異位性胰臟因為具有內外分泌結構，所以也會分泌各種胰酶並透過導管排入消化道。想想看，如果導管堵塞呢？自然也

會引起胰臟炎，常見的症狀有腹痛、噁心、嘔吐甚至是腹水（ascites），實驗室檢查同樣會發現血、尿澱粉酶升高，但是影像學檢查正常位置胰臟往往並無異常，以致有時候連醫生也傻傻分不清，所以在胰臟炎的診斷中，當出現影像學診斷與實驗室結果不相符時，應該考慮到異位性胰臟炎的可能。

怎樣預防胰臟炎

怎樣預防胰臟炎的發生？但凡得過胰臟炎的患者都對這種病刻骨銘心，即使是輕度的急性胰臟炎，那種疼痛也是常人難以理解的，很多腹痛劇烈的往往需要借助哌替啶（Pethidine）這種強效鎮痛藥才能止住。更讓人痛苦的是它複雜的治療方法，藥物治療、內視鏡治療甚至是外科手術治療，無論哪一種，要說一點都不難受是不可能的，更糟糕的是，很多重症胰臟炎患者在經歷了病痛的折磨之後，最終連醫生也無力回天，很多年輕的生命，本來可以在這個世界上絢麗地綻放，卻因為一時的衝動瞬間枯萎，試問，怎能不令人扼腕嘆息？

與其要承受病痛的折磨，倒不如從改變生活方式開始，盡量預防這種疾病。

1. 一定要戒酒。事實上，每一次大量酗酒後你安然無恙，並不是你酒量有多好，而是你的運氣好，但好運氣不可能次次都降臨到你的頭上，所以請珍惜生命，遠離酒精！

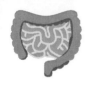

2. 胰臟炎的發作與高血脂有一定的關係。所以請控制體重，飲食上不要太油膩和暴飲暴食，堅持運動，保持標準體重，對於 40 歲以上的人，可以定期到醫院測量下血脂。

3. 不是所有的膽結石都會誘發胰臟炎，但是一旦誘發了一次，就可能有第二次、第三次。鑑於每個人的情況有所不同，我的建議是及時諮詢醫生，權衡利弊，再決定如何治療。

4. 某些藥物可能誘發胰臟炎，在決定長期服用之前一定要諮詢醫生，牢記胰臟炎的症狀表現，以便可以提前發現，早點就診。

5. 已經確診為慢性胰臟炎，動態的追蹤觀察非常重要，和你的醫生保持長久聯絡，建議每半年到醫院複查一次，對於慢性胰臟炎患者，生活的要求更高，一定要戒菸戒酒，避免高脂和高蛋白飲食，因為吸收欠佳，建議少量多餐，避免每頓吃得太飽而加重胰臟負擔，對於長期脂肪瀉的患者，應該注意補充維他命和微量元素。

6. 如果做胃鏡的時候意外發現胃部有異位性胰臟，因為它有癌變可能，且容易出現發炎、壞死、出血，即便沒有這些症狀，也可能引起消化不良，所以一經發現，最好內視鏡手術切除。

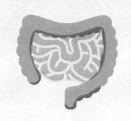

第七章　喝酒後千萬不能做的五件事

　　雖然已是凌晨三點，但我和十萬君依然堅守在值班室，大約一個小時前，急診科一下送來了兩個急性胰臟炎的患者，無獨有偶，都是大量酗酒導致的。

　　來的時候，兩個人都是面色潮紅，酒氣薰天，躺在病床上輾轉反側。

　　「哎喲，痛，痛！」患者的呻吟聲讓家屬如坐針氈，他們圍在我和十萬君四周，焦急萬分，一直催促我們，「醫生，快想想辦法！」

　　「不要命地喝酒，還要醫生想辦法，我們又不是神仙，哪有那麼快！」十萬君私底下發著牢騷。

　　雖然救死扶傷是醫生義不容辭的使命，但每一次碰到大量酗酒的患者，我都會扼腕嘆息，明明知道酒精的危害很大，為什麼還要拚了命地喝？

　　我不會忘記半年前遇到的一名年輕患者，就是因為和朋友拚酒，結果在喝下整整 20 瓶啤酒後，誘發了重症胰臟炎，送到醫院後，雖經積極搶救，但還是不幸去世。

　　22 歲，本是花兒一樣紅的少年，誰又能想到，一場拚酒竟讓一條鮮活的生命瞬間離去。

　　行醫十年，我一直對我的患者說：珍惜生命，請遠離酒精！

　　可是依然有很多人把醫生的話當耳邊風，有一名 35 歲的胰臟炎患者，一年入院 5 次，每一次都是大量酗酒誘發，即便醫生口水說乾，但患者依然固執己見，命可以不要，但酒必須得喝。還有一名 45 歲的酒精性肝硬化患者，跑到醫院來住院，竟然還躲在被窩裡偷偷喝酒，被我們護理師發現的時候，竟然還說：你們不讓我喝酒，還不如讓我死！

　　每每碰到這樣的患者，無可奈何的我們總是心有餘而力不足。

喝酒臉紅千杯不醉？

　　酒場高手是一種怎樣的存在？

　　其實喝酒導致的悲劇在我們身邊時有發生，有些人喝酒成癮，認為自己是酒場高手，酒量超級好，稱得上是千杯不醉，如果認真觀察，就會發現這些酗酒者往往都是面紅耳赤，民間流傳喝酒臉紅證明酒量大，其實這樣的觀點完全是天方夜譚。

　　我對十萬君說，喝酒臉紅，其實在醫學上有一個專門的術語，叫酒精性臉紅反應（alcohol flush reaction），也有人稱之為亞洲紅臉症，英文全稱為「Asian flush」，原因就是透過對全世界酗酒後臉紅的族群調查發現，這種情況在東亞，主要是

中國、日本和韓國人中比較常見，而白種人和黑種人則非常罕見，所以將這種酗酒後特有的紅臉命名為亞洲紅臉症。

　　說到這，一個有趣的問題出現了：為什麼黃種人更容易出現酒精性臉紅反應？

　　研究發現，乙醇在人體內代謝，需要兩個重要的酶，一個是乙醇去氫酶（alcohol dehydrogenase, ADH），一個是乙醛去氫酶（acetaldehyde dehydrogenase, ALDH）。到目前為止，ADH 和 ALDH 也是僅有的被確定可能影響酒精依賴（alcohol dependence）和醉酒等飲酒行為的酶，ADH 的作用主要是促進乙醇轉化為乙醛，ALDH 的作用則主要是促進乙醛轉化為乙酸，ALDH 有兩種同功酶（isozyme），分別分布於胞質溶膠（ALDH1）與粒線體（ALDH2），兩者在催化速率上有很明顯的差異，ALDH2 的 Km 值（酶的特徵常數，酶促反應達最大速度一半時底物的濃度）約為 3μmol/L，而 ALDH1 的 Km 約為 30μmol/L，很明顯 ALDH2 對乙醛的 Km 低於 ALDH1，約為後者的 1/10，是主要負責乙醛轉化的同功酶。

　　亞洲人之所以喝酒會臉紅，就是因為亞洲人中普遍存在突變型的 ALDH2，該酶突變後活性缺失，導致乙醛在肝臟內大量累積，乙醛本身具有血管擴張的作用，會使面部毛細血管擴張，從而導致基因突變帶原者在喝酒後會有臉紅等不適反應。

　　所以喝酒臉紅不但不代表酒量好，反而還更容易醉。另

外，體內累積大量的乙醛，不但會讓醉酒者更加難受，還會提高癌症發生的風險。這是因為乙醛會破壞 DNA，阻礙細胞自我修復，屬於高風險的致癌物質，所以喝酒臉紅的人，喝酒後與高致癌物質乙醛接觸的時間更長，風險自然也更大。

喝酒臉白千杯不醉？

「喝酒臉白的酒量就好嗎？」說到這，十萬君又提出了新的疑問，既然喝酒臉紅的人酒量差，那麼喝酒臉白的人是不是酒量更好呢？的確，現實生活中我們會發現，有些人喝酒面紅耳赤，也有些人喝酒臉色煞白，雖然喝酒臉白的可能酒量相對好點，但是他們更容易發生急性酒精中毒（acute alcohol intoxication）。研究發現，飲酒後臉白的人體內 ADH 和 ALDH 均缺乏或活性很低，乙醇主要靠肝臟裡的 P450 氧化酶來慢慢氧化，故喝酒臉白的人特別容易傷肝臟，臉白是飲酒過量的反應，該類族群因體內缺乏 ADH，乙醛濃度很低，感覺不到不適，容易造成酒量好的假象，其實他們是靠著體液來稀釋酒精，延緩酒精進入中樞神經而延遲醉酒的。

醫學界將急性酒精中毒分為三個等級，興奮期（輕度）、共濟失調期（中度）和昏睡期（重度）。血液中乙醇濃度達到 $11\mu mol/L$ 時往往會感到頭痛、興奮，濃度達到 $22\mu mol/L$ 時開車易發生車禍，如果此時還要繼續喝，乙醇濃度達到

33μmol/L 時會有肌肉運動不協調、行動笨拙、視線模糊、複視（diplopia）、步態不穩，這就是我們所說的共濟失調（ataxia），等濃度達到 54μmol/L 時，醉酒者將進入昏睡期，瞳孔放大、體溫降低，甚至出現血壓下降。這時候之所以危險，是因為酒精中毒昏迷者失去了自我防護功能，如果處於仰臥位，嘔吐物堵塞呼吸道，就會導致窒息缺氧死亡。還會誘發心臟病，酒精會誘發冠狀動脈痙攣及惡性心律不整，進而導致心因性猝死（sudden cardiac death, SCD）的發生。更有可能誘發急性腦出血，這是因為酒精會興奮交感神經，造成血壓急遽升高，進而導致腦出血。

「天哪，太可怕了！」十萬君不由得感慨道。

的確，隨著生活水準的提高，酒精的消耗量也越來越高，又怎能不是健康的一大殺手？

酒後不能做的事

更可怕的是，由於普遍缺少醫學常識，很多酗酒的人並沒有意識到酒精的危害，甚至在酒後做各種瘋狂的事情，身為醫生，我只能說：這不是拼酒，簡直是拚命！

1. 喝酒後挖喉嚨催吐。這是很多酗酒者都嘗試過的解酒方法，催吐法的原理就是手指伸進口腔，刺激會咽，導致噁心，從而催吐，酗酒者以為這樣就能夠把喝進去的酒再吐出來，

從而減少酒精對身體的傷害，但他們不知道這其實是非常危險的動作。

因為挖喉嚨會強迫性地引起腹壓增加，使胃內容物逆流出來，導致十二指腸的酒精或其他東西進入胰管和膽管，嚴重時造成胰管堵塞，誘發急性胰臟炎，該病存活率非常低。其次，大量飲酒還會直接損傷食道黏膜，急性酒精中毒會使食道黏膜充血水腫，而強制性催吐首先會引起胃酸逆流進入食道，進一步加重食道損傷，輕者是逆流性食道炎（reflux esophagitis, RE），食道潰瘍，嚴重的話會導致食道賁門（cardia）撕裂，引發大出血。從長期來看，催吐的行為也會改變消化道的正常運行，使本來從上至下的動力變成從下至上的異常逆行，從而對消化道功能造成損傷。就算一時運氣好沒什麼特別不適，但時間一長，潛移默化會引起食道賁門黏膜異型增生，進一步發展就有可能轉變成食道賁門癌。最後，在挖喉嚨時，如果指甲過長或挖得比較用力，還有可能損傷咽喉部。

2. 喝酒後仰臥休息。酒精對中樞系統具有抑制作用，所以大量喝酒後，人的反應會變得遲鈍，也會想睡覺，這個時候如果立刻仰臥休息，陪伴在身邊的有可能就是死神！

因為對於醉酒者，最大的危險就是嘔吐，大量的嘔吐物一旦造成吸入性肺炎（aspiration pneumonia），就會導致

窒息的風險成倍增加。吸入性肺炎是一種急症，如果處理不及時會危及生命，所以對於醉酒者，最危險的姿勢是仰臥，最安全的姿勢是側臥，仰臥會導致舌根後墜，更易造成吸入性肺炎，側臥則能更好地保持呼吸道通暢，還能降低胃內容物逆流的可能性。

3. 喝酒後服藥。在所有藥物裡面，最危險的莫過於抗生素，研究發現，很多抗生素都可能與酒精產生反應，醫學上稱這種反應為類二硫龍反應（disulfiram-like reaction）。1948 年，丹麥著名建築師，工業產品與室內家具設計大師雅各布森（Arne Emil Jacobsen）無意間發現，作為橡膠的硫化催化劑二硫龍（disulfiram）被人體微量吸收後，會引起面部潮紅、頭痛、腹痛、出汗、心悸、呼吸困難等症狀，尤其是在飲酒後症狀會更加明顯，人們把這種在接觸二硫龍後飲酒出現的症狀稱為類二硫龍反應。

受此啟發，科學家們發明了二硫龍戒酒藥物，服用此藥後即使飲用少量的酒，身體也會產生嚴重不適，從而達到戒酒的目的。但是人們很快又發現，喝酒後口服某些抗生素，特別是頭孢類抗生素也會誘發類二硫龍反應，比如頭孢哌酮（Cefobid）、頭孢哌酮舒巴坦（Sulperazon）、頭孢曲松（Ceftriaxone）、頭孢唑林（Cefazolin）、頭孢拉啶（Cefradine）、頭孢美唑（Cefmetazole）、頭孢

米諾（Cefminox）、頭孢甲肟（Cefmenoxime）、頭孢孟多（Cefamandole）、頭孢氨苄（Cefalexin）、頭孢克洛（Cefaclor）等，其中以頭孢哌酮所致類二硫龍反應的報告最多，另外甲硝唑、替硝唑（Tinidazole）、富來頓（Furazolidone）、氯黴素（Chloramphenicol）等也會引起類二硫龍反應。

說到這，新的問題來了，為什麼喝酒後服藥會誘發類二硫龍反應？原來這些藥物的化學結構中含有「甲硫四氮唑側鏈」，抑制了肝細胞粒線體內 ALDH 的活性，使乙醛產生後無法進一步氧化代謝，從而導致體內乙醛聚集，出現類二硫龍反應。

4. 喝酒後劇烈運動。兩者結合可能導致橫紋肌溶解，所謂橫紋肌溶解，是指一系列影響橫紋肌細胞膜、膜通道及其能量供應的多種遺傳性或後天性疾病導致的橫紋肌損傷，它會引起細胞膜完整性改變，細胞內容物（如肌紅素、肌酸激酶、小分子物質等）漏出，多伴有急性腎功能衰竭及代謝紊亂，常見的臨床症狀有肌肉痠痛、全身乏力、茶色或紅葡萄酒色尿等，醫學上會導致橫紋肌溶解的病因很多，其中大量飲酒和過度運動就是其中兩個重要的病因，可想而知，一旦兩者結合，導致橫紋肌溶解的可能性自然會大增。

即便不出現橫紋肌溶解，喝酒後劇烈運動也會使血壓升

高，加劇心肌耗氧量，如果本身就有高血壓和冠心病，那麼兩者結合很有可能會誘發心腦血管意外，另外，喝酒後多飲水能促進酒精代謝物的排泄，如果酒後立刻運動，不但無法及時補充水分，還有可能因為大量出汗導致嚴重脫水，酒精在體內的累積可能造成嚴重的酒精中毒，脫水不僅會加劇這種情況，也會使身體更加疲倦無力。

5. 喝酒後立刻洗澡。現實生活中很多人都有這樣的習慣，喝酒後沖一下澡，大多人的觀點是酒後洗澡有醒酒的作用，其實這樣的觀點是不正確的。研究發現，酒後洗澡，體內儲備的血糖會因體力活動和血液循環加快而被大量消耗，造成血糖下降。另外，大量酗酒後，酒精也會抑制肝臟的正常生理活動能力，妨礙了體內葡萄糖儲存的恢復，兩者結合，很容易出現低血糖現象，眾所周知，醫學上低血糖是一種急症，嚴重的話會出現低血糖昏迷。即便不出現低血糖，大量酗酒也會引起血管擴張，而熱水澡同樣會導致血管擴張，同時會從身體帶走一部分熱量，兩者結合，很容易導致血壓下降，進而出現頭暈眼花、渾身無力的現象，如果本身就有高血壓等慢性病，那麼這時就很容易誘發心腦血管疾病。

　　說到這，大家就會明白，酗酒後身體會很不適，這就難怪喝完酒的人總要想點辦法來解酒了，但是前面已經分析了，很多辦法其實並不可靠，那麼還有其他的解酒方法嗎？

「老師，聽人說酒後喝濃茶和咖啡能夠解酒。」十萬君說出了一條「錦囊妙計」。

乍一聽似乎有點道理，但只要認真分析，就知道這也是謠言。很多人認為酒精會抑制中樞神經系統，而濃茶和咖啡裡含有咖啡因，能夠興奮神經，所以有一定的解酒作用，遺憾的是 —— 它並不能。咖啡因是從茶葉、咖啡果中提煉出來的一種生物鹼，是一種中樞神經興奮劑，適度使用的確有祛除疲勞、興奮神經的作用，醫學上也用於治療神經衰弱和昏迷復甦，前面說過，酗酒後產生的症狀主要分為三個時期，興奮期、共濟失調期和昏睡期，後兩者也稱為酒精抑制期，興奮期交感神經系統興奮，心率加快，血壓上升，而濃茶中的咖啡因也可以興奮人的交感神經系統，此時若茶酒結合，會使交感神經系統更加興奮，對於有高血壓、冠心病的人來說，就有可能加重病情，甚至誘發心腦血管意外，而抑制期即便攝取大量咖啡因，事實證明也無法促進酒精的排泄和轉化。

酒後應該做的事

那麼酒後怎樣的做法才是正確的？

1. 如果你發現身邊的人喝醉了正呼呼大睡，應該及時解開他的領帶、衣釦等，抬起其下顎，使頭偏向一側並稍後仰，以保持呼吸道通暢，讓醉酒者側臥，並在其背後加個枕頭

或阻擋物，避免睡眠過程中翻身成仰臥位。同時你要確保醉酒者的旁邊一定要有一個清醒的人留守，可以隨時觀察醉酒者的情況，能夠及時為他清除口腔的分泌物和嘔吐物，必要的時候可以隔一段時間就搖醒他一次，如果期間你發現有任何異常，請及時撥打 119 求助。

2. 為了避免類二硫龍反應，請牢記，喝酒不吃藥，吃藥不喝酒，這就好比喝酒不開車，開車不喝酒，道理是一樣的，千萬不要抱持僥倖心理鋌而走險。

3. 喝酒後可以大量飲水，因為飲水能夠促進酒精的排泄，如果你試圖透過劇烈運動和沖熱水澡來解酒，那會非常危險，不過可以用乾毛巾及時擦拭身上出的汗。

4. 喝酒後身體處於疲憊狀態，抵抗力也會下降，此時最佳方式是坐下來休息一下，如果還算清醒，最好看看電視、聊聊天、聽聽音樂，這樣可以防止你倒頭大睡。

5. 迄今為止，尚沒有一種特效的解酒方式，所以最好的方法就是不喝酒。

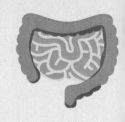

第八章　膽囊裡為什麼會長東西？

　　對於急性胰臟炎的患者，除了要明確病因外，還要及時鑑別是輕症胰臟炎還是重症胰臟炎，這對於判斷預後非常重要。我對十萬君說，雖然症狀和體徵是鑑別的重要指標，但是敏感性最好的還是腹部增強CT，說到這，十萬君新的疑問來了，「老師，澱粉酶可以嗎？」

　　事實上，很多醫生都有類似誤解，他們認為澱粉酶的高低反映了病情的嚴重程度，其實不然，按照急性胰臟炎的診斷標準，雖然血清澱粉酶超過正常值3倍是重要的依據，但是部分重症胰臟炎患者，他們的血清澱粉酶也可能不升高。相對於澱粉酶，腹部增強CT更能夠確定胰臟的壞死程度，所以它才是金標準。另外，CT還能觀察到膽囊、肝臟和膽道的情況，對於膽道疾病同樣有著良好的判斷。在我們的安排下，導致學飛胰臟炎發作的罪魁禍首終於被揪了出來 —— 他不但有高血脂症，還有膽囊多發結石，現在回頭來看，這兩種疾病可能共同誘發了急性胰臟炎。當我們將診斷告訴學飛的時候，他難以置信，「醫生，你說我有膽結石，可是我從來沒痛過啊！不是說結石都會痛得很厲害嗎？」

234

膽結石還會不痛嗎？

　　我笑了笑，那可不一定，很多人都有膽結石，但是表現卻各不相同，30％～50％的膽結石患者可能終身沒有症狀，他們只是在健康檢查時被偶然發現。當然也有患者出現急性膽絞痛的情況，他們的表現是右上腹痛並向右肩背部放射，常在飽餐或進食油膩食物後加重，嚴重的還會嘔吐、高燒和黃疸（jaundice）。

　　雖然做了詳細解釋，但學飛還是眉頭緊鎖，在我們離開病房的時候，聽到他一個人自言自語：怎麼就得了膽結石呢？

　　回到醫生辦公室，我問十萬君，你覺得學飛的問題該如何回答？

　　「是不是和高血脂有關啊，老師？」按照十萬君的分析，如果膽汁中的膽固醇含量過高，伴隨時間的推移，就有可能出現膽結石。

　　果真如此嗎？要想揭開真相，我們首先得熟悉膽汁從哪裡來，又到哪裡去。

你了解膽囊嗎？

　　我們都知道膽汁是由肝細胞分泌的，它是非常複雜的溶液，其中水占97.6％，固體占2.4％，固體成分主要是鈉、鉀、鈣、鎂、氯及碳酸氫鹽等無機成分，此外還含有膽汁酸（bile acids, BA）、膽色素、脂肪酸、膽固醇、卵磷脂和少量蛋白質等有機成分。對於人體來說，膽汁的主要作用是促進脂肪的消化吸收，促進脂溶性維他命 A、D、E、K 的吸收，使膽固醇保持溶解狀態。

　　只有在消化食物的時候，膽汁才能依次流經赫林氏管（Hering canal）、小葉間膽管、左右肝管、肝總管（common hepatic duct），肝總管與膽囊管匯合形成的膽總管，透過膽總管，膽汁最終排入十二指腸，空腹狀態時歐迪氏括約肌收縮，膽總管末端閉合，管腔內壓力升高，膽囊壁舒張，膽汁被動流入並充盈膽囊，膽囊呈梨形附著於肝的臟面膽囊窩處，長 5 ～ 8 公分，寬 3 ～ 5 公分大小，分為底、體、頸三部分，因為頸部呈袋狀擴大，所以膽結石更容易卡在此處。膽汁進入膽囊後，其中大部分水分和電解質都被膽囊吸收，剩下的便是濃縮精華，一般膽囊可容納 40 ～ 60 毫升，但 24 小時內卻能接納約 500 毫升膽汁。

　　說到這，新的疑問來了，進食後，膽囊裡的膽汁又是如何排出的？

　　進食後，小腸會分泌一種叫膽囊收縮素的物質，它不但可以促進膽囊收縮，還可以使歐迪氏括約肌鬆弛，因為膽囊內的壓力，使得膽汁透過歐迪氏括約肌排入十二指腸。

膽囊裡為什麼會長結石？

　　人體膽結石的主要成分是膽固醇和膽紅素（bilirubin），還有膽酸（cholic acid）、磷脂（phospholipid）、蛋白、游離脂肪酸以及鈣、鎂等無機物，按照組成成分的不同，醫學界又將膽結石分為三大類。

1. 膽固醇性結石（cholesterol stones），顧名思義，將結石中膽固醇含量高於或等於 70％的結石稱為膽固醇性結石。
2. 色素性結石（pigment stones），將膽固醇含量不高於 30％的結石稱為色素性結石。
3. 混合性結石，膽固醇含量介於兩者之間的稱為混合性結石。

　　所以膽囊裡為什麼會長結石？我們可以有兩個不同的答案。

　　由於膽囊內膽固醇含量過高，過飽和，超過了膽汁中膽酸和磷脂的溶解能力，導致膽固醇析出、結晶而形成結石，這是膽固醇性結石的形成過程；由於膽泥（biliary sludge）淤積、蛔蟲和細菌感染等因素導致的結石形成，是色素性結石或混合性結石的形成過程。但是隨著人們生活水準的提高，飲食結構也發生了翻天覆地的變化，高脂食物成了每日必備的主餐，所以膽固醇性結石在國內的發生率也越來越高。像學飛這樣的膽結石患者，因為肥胖、高血脂和長期攝取高脂食物，所以他是膽固醇性結石的可能性更大。

237

為什麼膽囊多發結石更容易引起胰臟炎？

　　按照膽結石的數目可以分為單發結石和多發結石，相對於單發結石，多發結石更容易引起胰臟炎，原因是多發結石中小結石更多，我們都知道膽囊裡的膽汁並不是固定不動的，它如同水循環，所以藏匿在膽汁中的結石也會隨之運動。研究發現，3 毫米以下的微小結石更易排入膽管，若結石數量超過 10 枚，其中至少 1 枚直徑不大於 3 毫米，發生急性胰臟炎的可能性將會增加 3 倍。除了引起胰臟炎之外，膽囊多發小結石還容易堵塞膽囊管，阻塞會導致劇烈的膽絞痛甚至是急性化膿性膽囊炎（acute suppurative cholecystitis），即便不引起膽源性胰臟炎（biliary pancreatitis），也有可能導致阻塞型黃疸（obstructive jaundice）、化膿性膽管炎（suppurative cholangitis），至於它們的發病機制，都是因為結石將膽管堵塞，誘發了膽管的痙攣和感染。

膽結石究竟要不要治療？

　　很多人都有膽結石，他們幾乎都有共同的疑問：膽結石究竟要不要治療？對於沒有症狀的膽結石可以動態觀察，我在前面說過，有些膽結石可以一直與人體和平共處，所以這類患者完全可以動態觀察，定期追蹤。對於有症狀和（或）併發症的膽結石，應根據情況治療，目前應用最多的是腹腔鏡膽囊

切除（laparoscopic cholecystectomy）或保膽取石，也有一部分膽總管結石可以透過內視鏡取石，我們稱為 ERCP 術（endoscopic retrograde cholangiopancreatography），全稱是內視鏡逆行性膽胰管攝影術，它是在十二指腸鏡直視下，經十二指腸乳頭向膽總管或胰管內插入顯影導管，逆行注入顯影劑後，在 X 光下顯示膽道和胰管的診斷方法，在 ERCP 的基礎上可以進行十二指腸乳頭括約肌切開及膽總管取石術。

十萬君腦洞大開：「老師，膽結石是不是也可以像泌尿系結石一樣，體外震波碎石（extracorporeal shock wave lithotripsy, ESWL）?」

我情不自禁地大笑：「你小子，我記得我在講胃結石的時候，你就問過這樣的問題。」（見《沒來由的病痛，胃都知道答案》，崧燁文化）

事實上，體外震波碎石療法的確可以用來治療膽結石和膽管結石，它於 1979 年發明之後，1980 年用於臨床治療腎結石獲得成功，1983 年開始試用於膽結石治療的實驗研究，1986 年便有成功治療膽結石和膽管結石臨床成功的報導。不過，雖然它的確有一定的療效，卻也帶來了一些併發症。

我們都知道，腎結石碎石後，殘餘的石頭可以透過輸尿管、膀胱及尿道排出體外；而膽結石碎石後，石頭要想排出，就必須透過膽汁排出的通道，一旦出現結石嵌頓，有時就會變

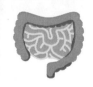

得很糟糕。我們都知道膽總管裡嵌頓的結石是很可能誘發急性胰臟炎的，所以體外震波碎石的缺點就是，有時石頭是碎了，但是排出受阻，一旦引起了膽管阻塞、膽管炎、胰臟炎，還得借助 ERCP 或外科手術取石。不過也有研究發現，體外震波碎石術後如果能夠採取積極的藥物干預措施，治療成功的可能性會更大，藥物干預，就是我們接下來要說的藥物溶石療法。對於膽結石，能碎，也能溶，關於藥物溶石的研究可能比體外震波碎石開展得還要早，目前應用最廣泛的溶石藥物是熊去氧膽酸（ursodeoxycholic acid, UDCA），因為它可以增加膽汁酸分泌，並使膽汁成分改變，從而降低膽汁中的膽固醇及膽固醇脂（cholesteryl ester），所以有利於膽結石中的膽固醇逐漸溶解。但是藥物溶石速度非常慢，按每月溶 1 毫米計算，70% 的患者需要口服 6 ～ 12 個月。至於效果也是因人而異，有的人服藥後結石的確可以消失，也有的服用半年後複查超音波一點變化也沒有，再加上藥物本身具有諸多不良反應，很少有患者能堅持這麼久。

蘋果汁＋硫酸鎂＋橄欖油真的可以排石嗎？

　　「老師，網路上說，蘋果汁＋硫酸鎂＋橄欖油可以排石，是真的還是假的？」十萬君一邊說一邊給我看。

　　不得不說，人類的智慧總是無窮的，為了緩解病痛、遠離

疾病的折磨，很多人會想出各式各樣的小偏方，治療膽結石也不例外，我記得很多年前在看電視節目的時候，就有人介紹食物溶石法，其實要想揭開真相非常簡單，我們首先來了解下這個組合。

蘋果醋是以蘋果汁經發酵而成的蘋果原醋，再兌以蘋果汁等原料製成的飲品，醫學上有硫酸鎂注射液（magnesium sulfate），它可以用來導瀉，也可以用來治療孕婦子癇前症（preeclampsia, PE），至於橄欖油，則是由新鮮的油橄欖果實直接冷榨製成的。

有人認為蘋果醋能夠降低膽固醇，硫酸鎂可以導瀉，橄欖油因為含有不飽和脂肪酸，也能夠降低膽固醇，穩定動脈斑塊，再加上膽結石的形成與膽固醇有關，所以這個組合有用。

問題的關鍵是並沒有證據證明這個組合能夠有效降低膽汁中的膽固醇含量，國內外也沒有任何官方研究資料，至於溶石更談不上。就算真的能排石，一旦卡在膽總管裡，還更麻煩，所以我的建議是對於已經形成的膽囊多發結石，最好還是不要採取這種方法，因為它既沒有科學依據，也存在太多風險。

膽結石會轉變為膽囊癌嗎？

一個謠言被破解了，但是關於膽結石，卻還存在各式各樣的誤解。

　　比如十萬君問我：「老師，聽說很多膽結石還會轉變為膽囊癌，是真的還是假的？」

　　首先要糾正一個錯誤的概念，結石可不會直接變成癌症，不過研究發現，膽結石的確與膽囊癌發病密切相關，它的發生機制是膽結石長期的慢性刺激。我在前面說過，膽結石會隨著膽汁的流動而移動，在膽道的任何一個地方，它都可能導致發炎感染，就像粗活做久了手上會長老繭一樣，膽囊長期受到結石的刺激，黏膜異常增生，最終可能發生癌變，但最可怕的是，這種變化往往是潛移默化，因為早期症狀不典型不明顯，所以一旦發現，多數都是晚期，患者因此失去手術根治的機會。

你需要知道的膽囊癌

　　當然，除了慢性結石性膽囊炎以外，膽囊癌的病因還包括膽囊腺瘤樣息肉和膽胰匯合部畸形，甚至年齡和種族都有一定關係。

1. 膽囊腺瘤樣息肉，它是膽囊息肉的一種類型，除了膽結石之外，膽囊裡還容易長出息肉，醫學界將膽囊息肉分為非腫瘤性病變和腫瘤性病變，大多數膽囊息肉患者都屬於非腫瘤性病變，這種膽囊息肉的形成與膽固醇密切相關，所以也稱為膽固醇息肉。

　　至於腫瘤性病變還是比較少見，主要為膽囊腺瘤樣息肉，

有研究認為它的發生與慢性發炎和膽結石有著密切關係。

2. 膽胰匯合部畸形，胰膽管匯合部畸形是一種先天性消化系統畸形，畸形導致膽汁內的胰液濃度提高、胰液引起膽囊癌的機制，可能是由於膽汁中的卵磷脂被胰液中的磷酸脂酶 A2 水解產生脫脂酸卵磷脂（lysolecithin），積聚在膽囊壁內刺激上皮，使上皮細胞變性、非典型增生以致癌變。

3. 因為膽結石與膽囊癌的發病有一定關係，所以攜帶膽結石的時間越長，年紀越大，膽囊癌的發生風險可能越高，我們在臨床工作中發現，膽囊癌多發生於 50 ～ 70 歲的老年人。

4. 在歐洲，膽囊癌相對罕見，而在以色列、智利、玻利維亞、美國西南部印第安人及紐西蘭的毛利人中的發生率則較高，有人推測這可能與地域、種族及遺傳有一定關聯。

「老師，聽你這麼說，我覺得還是早點把膽結石切了比較好，要不，它就像定時炸彈一樣，說不定哪天就爆炸了。」十萬君心驚膽顫地說。

我猜想他一定是被膽囊癌嚇到了。雖然膽結石與膽囊癌的發生有一定關係，但也不至於那麼緊張，一般認為，膽結石患者併發膽囊癌的發生率僅為 1%～ 3%，所以絕大多數膽結石並不會發生癌變。但是十萬君的擔心也並非完全杞人憂天，所以與其等到出現時才擔驚受怕，倒不如從現在開始，改變不良的生活，積極預防這些疾病。

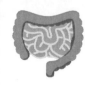

擁有健康的膽囊

1. 膽結石和膽囊息肉的發生與過高的膽固醇相關，那些特別愛吃高脂食物的人、肥胖患者、糖尿病患者的膽囊裡更容易長東西；相反，多吃新鮮蔬菜和水果可以更好地預防這些疾病，就算已經形成了膽結石和膽囊息肉，只要及時調整飲食結構，也能避免膽結石的急性發作，預防膽囊息肉的惡性變化，因為新鮮蔬菜水果不僅富含葉酸、纖維素、維他命 C 以及胡蘿蔔素等抗氧化物質，也能夠降低膽固醇的含量。

2. 吸菸和酗酒會使膽囊疾病發生的風險升高，因為吸菸會導致膽囊排空延緩，膽汁滯留，酗酒會導致歐迪氏括約肌痙攣，容易引起膽汁淤積，所以應該戒菸戒酒。

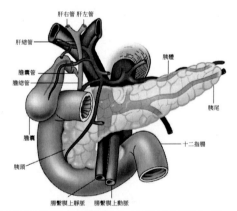

歐迪氏括約肌收縮，肝臟分泌的膽汁經肝左管、右管、肝總管、膽囊管進入膽囊內儲存，歐迪氏括約肌舒張，膽汁自膽囊經膽囊管、膽總管排入十二指腸腸腔內

3. 肥胖患者罹患膽結石和膽囊息肉的可能性更大，所以一定
   要控制好體重，飲食和運動相結合是最好的方式，所以每
   天最好都運動一下。

4. 養成定期體檢的習慣，大部分膽囊息肉、膽結石甚至膽囊
   癌都可能沒有任何表現，所以定期進行超音波檢查非常重
   要，即便發現了膽囊息肉和膽結石也不必過於擔心，但也
   不能不聞不問，應該諮詢專業的醫生。

5. 對於沒有症狀的膽結石，理論上動態觀察、定期複查即可，
   可以每 1～2 年複查 1 次超音波；對於沒有症狀的膽囊息肉，
   如果息肉小於 1 公分，也可以定期複查，每 1～2 年複查
   1 次超音波，如果發現息肉有增大趨勢，應該及時就診，由
   醫生判斷是否需手術治療。

6. 對於已經行保膽取石的患者，要定期複查超音波，而且要
   養成良好的生活習慣，因為結石是會復發的，對於已經將
   膽囊切除的患者，同樣要定期複查超音波，因為肝內膽管
   和肝外膽管同樣可能出現結石，它們對人體的危害也不容
   忽視。

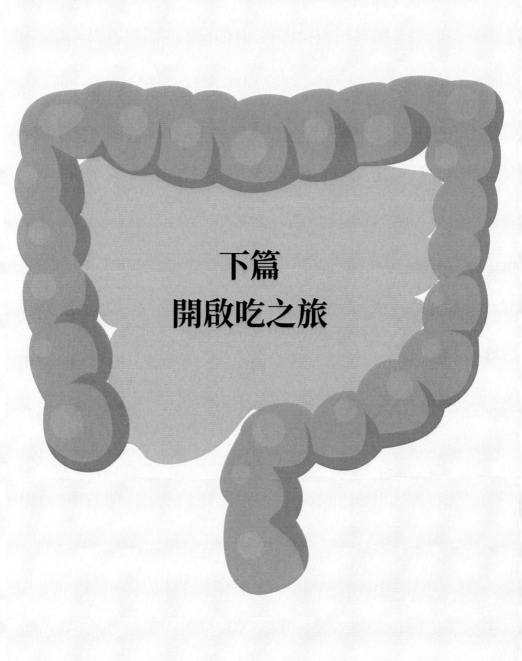

下篇
開啟吃之旅

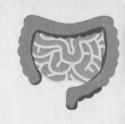

第一章　懷孕了究竟該怎麼吃？

　　值夜班的時候，十萬君拿來了醫學生實習鑑定本，讓我在上面打分寫評語。

　　我恍然想起，自從他來消化內科實習，已經有整整兩個月的時間了。兩個月裡，我們亦師亦友，早已培養了深厚的感情。所以當他突然拿出這個鑑定本，我反倒有些傷感了。

　　兩個月前，一個實習醫生走進醫生辦公室，他叫肖小傑。後來，我知道了他綽號「十萬君」的由來。兩個月來，他跟著我查房、開醫囑、完善病歷、進行醫患溝通、輔助完善各種醫療操作，耳旁總是響起他的那句口頭禪：「老師，這是為什麼呢？」

　　正因為對醫學知識如飢似渴和嚴謹探索的態度，才使得十萬君進步很快，雖然只有短短兩個月的時間，但我相信他一定受益匪淺。

　　可是，一切就要這樣結束了嗎？

　　我接過十萬君遞來的實習鑑定本，並沒有急著打分和寫評語，我說：「在實習結束之前，讓老師也問幾個為什麼吧！」話音剛落，十萬君受寵若驚地望著我。

　　我想到不久前的三名孕婦，她們因為不同的消化道疾病住

進了醫院，想起她們在住院期間的共同困惑，於是腦海裡閃現出第一個問題：「懷孕了究竟該怎麼吃？」

十萬君微微皺起眉頭，眼睛裡有一條亮麗的光線掠過，這個曾一直問為什麼的醫學生，終於開口回答了我的第一個問題。

他流暢地回答道：「和非妊娠期的女性相比，妊娠期所需要的營養肯定要高，這是毋庸置疑的。這是因為妊娠期間，子宮和乳房都會增大，胎盤和胎兒在生長發育的過程中必須依賴於營養，如果妊娠期營養不良，就會直接影響胎兒的生長和智力發育，從而導致器官發育不全、胎兒生長受限和低體重兒（low birth weight，體重不足 2,500 公克），容易造成流產、早產、胎兒畸形。

所以女性在妊娠期要注意補充營養，那麼營養從哪裡來？就是每天所吃的食物，這些食物應該含有豐富蛋白質、脂肪、醣類、微量元素和維他命。

蛋白質應該以優質蛋白質為主，它主要來源於動物，如肉類、牛奶、雞蛋、奶酪；醣類主要來自澱粉；微量元素和維他命除了能從含有蛋白質、脂肪和醣類中的食物獲得外，還存在於新鮮的水果和蔬菜之中。」

十萬君說到這裡，我接著提出了第二個問題：「既然營養不良對孕婦和胎兒非常不利，那麼是不是應該大量補充營養呢？」

「當然不能。研究發現，孕期如果過度補充營養，會導致營養過剩，從而引起巨嬰（體重超過 4,000 公克）和微量元素過剩，其中微量元素過剩還會引起中毒反應。」

因此為了避免營養不良和營養過剩，孕婦在孕期應該均衡攝取營養，蛋白質、脂肪和醣類氧化後均可產生熱能，可以按照適當比例進食，比如蛋白質占 15%、脂肪占 20%、醣類占 65%。懷孕初期，適當增加一些富含維他命的食物，以穀物、蔬菜、水果為主。懷孕中期，胎兒的生長加速，孕婦的熱量消耗和所需要的蛋白質比正常人增加 10%～ 20%，因此食物要以乳品、肉類、蛋類、蔬菜、水果為主。懷孕晚期，處於胎兒骨骼發育、皮下脂肪儲存、體重增加的階段，孕婦除攝取適當的碳水化合物、蛋白質類食物外，還可適當增加脂肪性食物。」

「第三個問題，除了飲食要注意外，有沒有更簡便的方法來判斷營養狀況呢？」我接著問道。

「妊娠期體重監測非常重要，透過每天監測的體重數據，可以直接判斷營養是否均衡，孕期理想的體重增加速度為妊娠早期總共增加 1 ～ 2 公斤，妊娠中期及晚期，每週增加 0.3 ～ 0.5 公斤，總共增加 10 ～ 12 公斤，如果每週增重小於 0.3 公斤或大於 0.5 公斤，應該及時調整熱量攝取，使其維持在合理的範圍內，這樣就不會出現營養不良或營養過剩的現象。」

「最後一個問題，孕期為什麼不能暴飲暴食？」我繼續問十萬君。

「因為缺乏正確的飲食知識，很多家庭認為，一旦懷孕了就一定要大補特補，錯誤的觀念很容易造成暴飲暴食現象的發生，而這樣的飲食行為，不但對孕婦和胎兒無利，還可能帶來災難性的不良後果。和非妊娠期的女性相比，妊娠期的女性更容易出現胃酸分泌降低、胃十二指腸運動下降，也更容易出現高血脂、高血糖、高雌激素狀態，而這些都可能誘發消化功能紊亂、妊娠急性脂肪肝、妊娠性糖尿病（gestational diabetes mellitus, GDM）、妊娠期急性胰臟炎的發生。」

所以，妊娠期一定要保持營養的均衡，懷孕初期、懷孕中期和懷孕晚期，根據不同的情況及時調整飲食結構，太少或太多都不好，怎麼吃、吃什麼，這都是一門大學問。

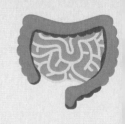

第二章　讓你的孩子遠離垃圾食品

　　說完了孕期究竟該怎麼吃，我不得不朝十萬君豎起了大拇指，食物與消化道的關係密不可分，但如何處理兩者的關係，卻真的是一門大學問。這需要全面的知識，也需要對人體消化道有深刻的了解，如果我們無法處理好兩者的關係，身體將很快發出異常警報。

　　但是消化系統知識博大精深，身為一名合格的消化科醫生，我們還需要關注另一個特殊族群，那就是兒童。新的問題是：「兒童消化系統與成人相比，有哪些不同的地方？」

　　事實上，這並不能難倒十萬君，他思考了一會兒回答道：「兒童的消化系統與成人在結構上相同，它同樣包括消化道和消化腺，但兒童的消化系統也有其自身的解剖和生理特點。

　　首先，嬰兒的口底淺，尚無法及時吞嚥所分泌的全部唾液，所以嬰兒常常會發生生理性流涎（sialorrhea）。嬰兒的食道呈漏斗狀，下食道括約肌（lower esophageal sphincter, LES）發育不成熟，控制能力差，所以也會常常發生胃食道逆流。其次，嬰兒的胃酸和各種酶的分泌都比成人少，所以消化功能差，由於賁門和胃底部肌張力低，而幽門括約肌發育良

好，所以容易出現幽門痙攣而導致嘔吐。嬰兒的腸黏膜肌層發育差，腸繫膜柔軟而長，結腸無明顯結腸帶（taenia coli）與脂肪垂（epiploic appendage），所以容易發生腸扭轉和腸套疊。腸壁薄、通透性高、屏障功能差，腸內毒素容易進入體內，從而引起全身感染（systemic infection）。最後，嬰兒膽汁分泌較少，所以對脂肪的消化吸收功能較差；胰液和其消化酶的分泌易受外界影響，容易發生營養不良；嬰兒時期腸道正常菌群脆弱，容易出現菌群失調，導致消化功能紊亂。」

　　只有充分了解兒童的消化系統，我們才能更好地掌握食物的選擇，才能保障他們的消化道更健康，說到這裡，我的第二個問題來了：「兒童究竟該怎麼吃？」

　　「兒童的生長發育是一個連續漸進的動態過程，每個時期兒童所需要的營養都是不同的，但整體而言，隨著年齡的增長，生長發育也會越來越快，發育過程中營養的攝取就顯得尤為重要。營養主要來源於蛋白質、脂肪、醣類、微量元素和維他命。蛋白質是構成機體組織和器官的重要成分，脂肪對於視網膜、腦、皮膚和腎臟功能的健全尤為重要，醣類為身體提供足夠的熱量，微量元素和維他命則在細胞代謝過程中發揮作用，所有這些營養都對兒童至關重要。」

　　我滿意地看著他，繼續提問：「那麼，如何確保這些營養的均衡呢？」

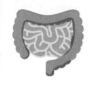

下篇　開啟吃之旅

「對兒童來說，為了滿足生長發育的需求，首先應該保證熱量的供給，其次是蛋白質，最後才是脂肪，只有保持合適均衡的比例，才能避免代謝的紊亂。

舉個簡單的例子，如果攝取不足，就會出現蛋白質－熱量營養不良（protein-energy malnutrition, PEM），兒童會出現體重不增、體重下降、水腫、抵抗力下降、智力發育遲緩，長期得不到充足的營養，兒童的消化道還會出現消化液分泌減少、腸蠕動減弱、菌群失調。但如果攝取過多，又會出現兒童肥胖。研究發現，速食、加工食品、煎炸類食品、燒烤類食品、含糖飲料攝取過多，飲食不均衡，脂肪攝取過多，是導致兒童肥胖的主要原因。兒童肥胖不但會影響心肺功能，還會導致性早熟，有的孩子因為肥胖怕被別人譏笑而不願與其他孩子交際，時間久了還會有心理障礙。

所以為了避免營養不良或營養過剩現象的出現，家長應該特別重視兒童的飲食結構，及時糾正兒童偏食、挑食和吃零食的不良習慣。對於營養不良的孩子，應該保證足夠熱量和蛋白質的攝取；對於營養過剩的孩子，則應該低脂肪、低醣飲食，同時要注意補充含有維他命和纖維素豐富的新鮮蔬菜和水果。說到這裡，很多家長可能會想到現在很流行的一個詞，叫膳食纖維（dietary fiber），其實膳食纖維指的就是不易被消化的食物營養素，主要包括纖維素、半纖維素（hemicellulose）、果

膠（pectin）、樹脂和木質素（lignin），主要功能是吸收大腸水分、軟化大便、促進腸蠕動，膳食纖維在腸道被細菌分解，還能產生短鏈脂肪酸，能夠降低膽固醇。而膳食纖維從穀類、新鮮蔬菜和水果中就可獲得。」

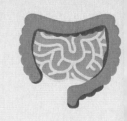

第三章　食物裡也有青春嗎？

　　行醫十年，我早已把青春獻給了醫學，但是今天，我還想和十萬君談一談青春。

　　當年就讀醫學院的時候，我們用的教科書還是第六版，一晃那麼多年過去了，十萬君說現在已經改到第八版了。與時俱進，醫學知識一直在更新，青春雖然早已停留在當年的那些教科書裡，但年齡卻隨著新的知識一直在遞增。

　　我讓十萬君說說幾個能突出青春特性的詞彙，他想了一會，說了多愁善感和叛逆。

　　有關青春的詞彙很多很多，年輕的時候，我們認為世界上所有的浪漫、自由都屬於這個族群，但是再回頭去看青春路，還真覺得多愁善感和叛逆最合適。

　　所以我決定第三篇的考核，就與青春有關。

　　「食物中也有青春嗎？」這是我的腦洞大開，十萬君聽了也嚇了一跳。

　　你不得不承認，有時候和一個腦洞大開的學生待在一起，自己也會變得腦洞大開。

　　在我的行醫生涯中，我也治療過很多年輕的患者，從他們

身上，我看到了青春湧動的活力，但是也看到了與青春有關的一些惡習，不管你承認不承認，它的確存在。

第一，有了青春，就可以想吃什麼就吃什麼。

年輕就是資本，任性叛逆，所以想怎麼吃就怎麼吃，想吃什麼就吃什麼。

不吃早餐，暴飲暴食，喜歡吃甜食、燒烤、辛辣刺激性食物，這是很多年輕人飲食的共性。如果你把這樣的菜單放到一個老年人面前，他一定會搖頭擺手，這都是年輕時吃的了，現在不行了，哪一個都會讓身體受不了。

而我們的消化道也和青春一樣，永遠都是那麼的多愁善感，年輕時你怎麼對它，日後它便怎麼對你。很多年輕人以為身體棒棒，卻忽視了不健康的飲食習慣對消化道的損傷，為何年輕患者罹患消化性潰瘍、急性胰臟炎、脂肪肝的機率很高，飲食因素有著關鍵作用。

暴飲暴食和不規律進食習慣會破壞胃分泌的節律性，辛辣刺激、燒烤等食物則會破壞胃黏膜屏障，引起消化性潰瘍，至於酗酒、高脂飲食，不但容易損傷肝臟，還容易損傷胰臟，從而誘發急性胰臟炎和脂肪肝。

第二，有了青春，就能遠離癌症。

曾幾何時，癌症離年輕人非常遙遠，但是當我接診了只有25歲的大腸癌患者時，我改變了自己的觀點，當我碰到一個只

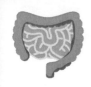

有 17 歲的胃癌患者時，我徹底改變了自己的工作態度。

日後，碰到的每一位年輕患者，在診斷不清的時候，我都告訴自己，不能忽略癌症。

這是對患者負責，也是對自己負責，排除了癌症，皆大歡喜。但也應該冷靜下來思考，如果不改變不健康的飲食習慣，下一次還會不會這麼幸運？

明確了癌前病變甚至是癌症，更應該冷靜下來思考，究竟是哪裡出了問題？

現在很大一部分年輕人，自認為年輕就是資本，卻忽視了自身健康，除了不健康的飲食外，熬夜、抽菸、缺乏運動、多愁善感等，這些都增加了消化道疾病甚至癌症的發病風險，即便身體已經發出警報，但年輕人往往也不會重視，一拖再拖，等到真正去醫院檢查的時候，往往已經病入膏肓。

所以，有了青春，不等於就能遠離癌症。只有保持良好的飲食習慣和生活方式，才能更好地降低罹癌風險，才能讓青春更美好。

第三，食物裡的青春，應該是怎樣的青春？

我和十萬君在閒談青春的時候，總能聊到很多共同話題，我們的青春裡，食物真的占據重要地位，我想著自己當年在學校後門最愛吃的燒烤、臭豆腐和鐵板炒米粉，以及麥當勞、肯德基和魷魚絲，事實上這些食物對我的影響一直延續到現

在，以至於每一次經過這樣的小店，我都會垂涎三尺，心裡天人交戰。

最終，理智戰勝衝動。身為一名醫生，我每天和很多患者談論健康飲食、健康生活方式，我了解任何一種高發的消化道疾病，我比任何人都清楚哪些是垃圾食品、哪些是健康食品，很多時候，我們願意吃垃圾食品，第一是因為吃習慣了，其次是因為太好吃了。

但隨著時間的推移，這些被攝取至消化道中的垃圾食品，會升高我們的血糖，提高我們的血脂，損傷我們的胃腸黏膜，誘發我們體內的基因突變，提高罹癌風險。

與其拿垃圾食物來毀滅人生，倒不如保持一種健康的方式，讓青春更健康更美好。

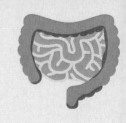

第四章　當我們慢慢老去

十萬君非常喜歡趙照的一首歌〈當你老了〉，歌詞裡這樣寫著：「當你老了，頭髮白了，睡意昏沉，當你老了，走不動了，爐火旁打盹……」

我突發奇想，問十萬君：「你覺得衰老的表現有哪些？」

十萬君回答道：「醫學界對於衰老的定義是機體對環境的生理和心理適應能力進行性降低、逐漸趨向死亡的現象。從生理學上說，衰老是從受精卵開始一直進行到老年的個體發育史。從病理學上說，衰老是壓力和過勞、損傷和感染、免疫反應衰退、營養失調、代謝障礙共同作用的結果。

但整體而言，衰老分為外在和內在表現，外在主要表現為頭髮變白、皮膚彈性降低、出現皺紋和老人斑、牙齒開始鬆動脫落、耳聾、眼花、駝背、脊椎變形等。

內在表現則主要是組織與器官的變化，比如頭部會出現腦萎縮、腦動脈硬化，從而出現反應遲鈍、記憶力障礙；比如心血管、心肌纖維逐漸萎縮，心肌細胞脂褐素沉積，心臟瓣膜變得肥厚硬化、彈性降低，從而出現胸痛、氣促、活動量降低。」

十萬君回答得十分正確，但今天，我們重點要說的則是消

化系統。

　　隨著年齡的增長，身體衰老的同時，我們的消化系統也會出現萎縮。我們都知道，消化系統包括消化道和消化腺，消化道包括口腔、咽、食道、胃、小腸和大腸，消化腺則包括口腔腺、肝、胰和消化道壁內的很多小腺體。

　　衰老，會帶動整個消化系統的改變，打個比方，不會出現只有胃改變而食道沒改變的情況。一榮俱榮，一衰俱衰，從口腔開始，我們的牙齒、牙齦都會發生萎縮性變化，牙齒將因此出現鬆動脫落，這時候，就不能咀嚼太硬或太粗糙的食物了。另外，酸辣冰冷等刺激性食物也會讓牙齒和牙齦痛苦異常，伴隨牙齒一起萎縮的是我們的唾液腺，唾液腺能夠分泌唾液，可以幫助溶解食物，衰老後唾液腺的分泌也會減少，所以老年人常常會有口腔乾燥的表現。

　　整個口腔黏膜和肌肉的萎縮，也會讓吞嚥變得困難。如果一次吃得太多，就可能導致食物無法很快進入食道，進而產生一種噎住的感覺，因此進食需要細嚼慢嚥。

　　衰老後，食道、胃、小腸和大腸的蠕動能力也都會減弱，因為下食道括約肌的功能障礙，食物可能更容易逆流。另外，隨著年齡的增長，老年人罹患逆流性食道炎、食道癌的機率也會更大，食物還很容易在胃內滯留，引起腹部飽脹甚至幽門阻塞的現象。而在小腸和大腸的滯留，則容易引起便祕及腸阻塞。

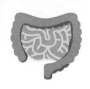

　　各種消化腺的萎縮會讓消化液及消化酶的分泌減少，因此食物的消化吸收就顯得困難重重，我們年輕時可以一餐吃好幾碗飯，但是老了還這麼吃，就容易引發腹脹，這正是由於消化系統萎縮，使得消化能力有限，如果消化負擔過重，消化道就會發出警訊。

　　最後，衰老還會伴隨腫瘤的高發。這是因為消化功能障礙，食物在消化道內停留的時間會更長，食物代謝會產生一些廢物，這些廢物中的致癌成分會刺激消化道黏膜的異常增生。與此同時，隨著年齡的增長，細胞的代謝更新也會減慢，容易出現基因突變的現象。

　　所以，當我們慢慢變老的時候，我們首先得保持一個良好的心態，只有服老才能更好地養老。如果不服老，還像年輕時那樣，想怎麼吃就怎麼吃，消化道自然是無法承受的。

　　吃容易消化的食物，減少脂肪和醣類的攝取，適當補充優質蛋白質，堅持攝取一定量的新鮮蔬菜和水果，則能為我們補充一定的膳食纖維，對消化系統是大有裨益的。

　　我們還應該戒菸、戒酒。菸和烈酒都會刺激消化道黏膜異常增生，也會誘導基因突變，與之不同的是，我們應該保持規律的運動習慣，打太極拳、散步、游泳都是不錯的選擇，因為身體的衰老，也不再適合做高強度的運動，以免心臟不堪重負。

　　最後，定期進行合適的檢查能有效幫助我們發現消化道病

變，比如胃腸鏡檢查能幫助我們發現胃和大腸病變，腹部超音波也能幫助我們判斷肝臟、膽囊、胰臟是否健康。

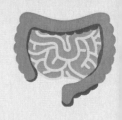

參考文獻

[1] JANSSEN P, VANDEN B P, VERSCHUEREN S, et al. Review article: the role of gastric motility in the control of food intake [J]. Aliment Pharmacol Ther, 2011, 33(8): 880-894.

[2] CHEN J H, ZHANG Q, YU Y, et al. Neurogenic and myogenic properties of pan-colonic motor patterns and their spatiotemporal organization in rats [J]. PLoS One, 2013, 8(4): e60474.

[3] ALBANIDOU-FARMAKI E, GIANNOULIS L, MARKOPOULOS A, et al. Outcome following treatment for Helicobacter pylori in patients with recurrent aphthous stomatitis [J]. Oral Dis, 2005, 11(1): 22-26.

[4] KINDT S, TACK J. Pathophysiology of noncardiac chest pain: not only acid[J]. Dis Mon, 2008, 54: 615-626.

[5] DELANEY B, MCCOLL K. Review article: Helicobacter pylori and gastro-oesophageal reflux disease[J]. Aliment Pharmacol Ther, 2005, 22(Suppl 1): 32-40.

[6] GHOSH S K, JANIAK P, FOX M, et al. Physiology of the oesophageal transition zone in the presence of chronic bolus retention: studies using concurrent high resolution manometry

and digital fluoroscopy[J]. Neurogastroenterol Motil, 2008, 20: 750-759.

[7]   MARTINEZ S D, MALAGON I B, GAREWAL H S, et al. Non-erosive reflux disease(NERD)-acid reflux and symptom patterns[J]. Aliment Pharmacol Ther. 2003, 17(4): 534-545.

[8]   DENT J, EL-SERAG H B, WALLANDER M A, et al. Epidemiology of gastroesophageal reflux disease: A systematic review[J]. Gut 2005, 54: 710-717.

[9]   PRAKASH C, CLOUSE R E. wireless pH monitoring in patients with non-cardiac chest pain[J]. Am J Gastroenterol, 2006, 101(3): 446-452.

[10]   EISEN G M, BARON T H, DOMINITZ J A, et al. Guideline for the management of ingested foreign bodies[J]. Gastrointest Endosc, 2002, 55: 802-806.

[11]   WOOIL KWON, JIN-YOUNG JANG, SEUNG EUN LEE, et al. Clinicopathologic Features of Polypoid Lesions of the Gallbladder and Risk Factors of Gallbladder Cancer[J]. J Korean Med Sci, 2009, 24: 481-487.

[12]   HEBER DAVID. Vegetables, fruits and phytoestrogens in the prevention of diseases[J]. J Postgrad Med, 2004, 50(2): 145-149.

[13]   CERRI, RUBEN W, CHRIS A. Evaluation and management of foreign bodies in the upper gastrointestinal tract [J]. Pediatric Case Reviews, 2003, 3(3): 150-156.

[14]   JOSHI A A, BRADOO R A. A foreign body in the pharynx

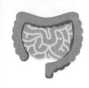

migrating through the internal jugular vein[J]. Am J Otolaryngol, 2003, 2: 89-91.

[15]   KATSETOS M C, TAGBO A C, LINDBERG M P, et al. Esophageal perforation and mediastinitis from fish bone ingestion[J]. South Med J, 2003, 96(5): 516-520.

[16]   ISSA Y, BRUNO M J, BAKKER O J, et al. Treatment options for chronic pancreatitis[J]. Nat Rev Gastroenterol Hepatol, 2014, 11(9): 556-564.

[17]   RODRIGEUZ A A, BERQUIST W, BINGHAM D. Gastric outlet obstruction caused by heterotopic pancreas in an adolescent[J]. Dig Dis Sci, 2015, 60(4): 835-837.

[18]   TONDREAU R L, KIRKLIN B R. Bezoars of the stomach[J]. Surg Clin North Am, 1950, 30(4): 1097-1108.

[19]   NAVEAU S, POYNARD T, ZOURABICHVILI O, et al. Gastric phytobezoar destruction by Nd: YAG laser therapy[J]. Gastrointestinal Endoscopy, 1986, 32(6): 430-431.

[20]   LADAS S D, TRIANTAFYLLOU K, TZATHAS C, et al. Gastric hytobezoars may be treated by nasogastric Coca-Cola lavage[J]. European Journal of Gastroenterology & Hepatology, 2002, 14(7): 801-803.

[21]   GUPTA SURESH KUMAR, VERMA AMAR, BHARTI RAMESH, et al. Bizarre metal bezoar: a case report[J]. Indian J Surg, 2013, 75(Suppl 1): 356-358.

[22]   BEOM JAE LEE, JONG-JAE PARK, HOOM JAI CHUN, et al. How

good is cola for dissolution of gastric phytobezoars[J]. World J Gastroenterol, 2009, 15(18): 2265-2269.

[23] LIN C S, TUNG C F, PENG Y C, et al. Successful treatment with a combination of endoscopic injection and irrigation with coca cola for gastric bezoar-induced gastric outet obstrucyion [J]. J Chin Med Assoc, 2008, 71(1): 49-52.

[24] FRANCESCHI F, TORTORA A, GASBARRINI G, et al. Helicobacter pylori and extragastric diseases[J]. Helicobacter, 2014, 19 Suppl 1: 52-58.

[25] NAM S Y, RYU K H, PARK B J, et al. Effects of Helicobacter pylori infection and its eradication on lipid profiles and cardiovascular diseases[J]. Helicobacter, 2015, 20(2): 125-132.

[26] MANOLAKIS A, KAPSORITAKIS A N, POTAMIANOS S P. A review of the postulated mechanisms concerning the association of Helicobacter pylori with ischemic heart disease [J]. Helicobacter, 2007, 12(4): 287-297.

[27] VIZZARDI E, BONADEI I, PIOVANELLI B, et al. Helicobacter pylori and ischemic heart disease [J]. Panminerva Med, 2011, 53(3): 193-202.

[28] TAKAHASHI T, YUJIRI T, SHINOHARA K, et al. Molecular mimicry by Helicobacter pylori CagA protein may be involved in the pathogenesis of H. pylori-associated chronic idiopathic thrombocytopenic purpura [J]. Br J Haematol, 2004, 124(1): 91-96.

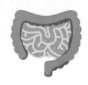

參考文獻

[29] SERIN E, GUMURDULU Y, KAYASELCUK F, et al. Halitosis in patients with Helicobacter pylori-positive non-ulcer dyspepsia: an indication for eradication therapy[J]. European J Int Med, 2003, 14(1): 45-48.

[30] SUGANO K, TACK J, KUIPERS E J, et al. Kyoto global consensus report on Helicobacter pylori gastritis. Gut. 2015, 64: 1353-1367.

[31] FALLONE C A, CHIBA N, VAN ZANTEN S V, et al. The Toronto Consensus for the Treatment of Helicobacter pylori Infection in Adults. Gastroenterology. 2016, 151: 51-69.

[32] GISBERT J P, PAJARES J M. Review article: 13C-urea breath test in the diagnosis of Helicobacter pylori infection – a critical review[J]. Aliment Pharmacol Ther, 2004, 20(10): 1001-1017.

[33] STASI R, SARPATWARI A, SEGAL J B, et al. Effects of eradication of Helicobacter pylori infection in patients with immune thrombocytopenic purpura: a systematic review[J]. Blood, 2009, 113 (6): 1231-1240.

[34] MADISCH A, MIEHLKE S, NEUBER F, et al. Healing of lymphocytic gastritis after Helicobacter pylori eradication therapy -- a randomized, double-blind , placebo-controlled multicentre trial[J]. Aliment Pharmacol Ther, 2006, 23(4): 473-479.

[35] GHADIR M R, SHAFAGHI A, IRANIKHAH A, et al. Furazolidone, amoxicillin and omeprazole with or without bismuth for eradication of Helicobacter pylori in peptic ulcer disease[J].

Turk J Gastroenterol, 2011, 22 (1): 1-5.

[36]   TENNER S, BAILLIE J, DEWITT J, et al. American College of Gastroenterology guideline: management of acute pancreatitis[J]. Am J Gastroenterol, 2013, 108(9): 1400-1415.

[37]   MAYERLE J, HOFFMEISTER A, Werner J, et al. Chronic pancreatitis-definition, etiology, investigation and treatment[J]. Dtsch Arztebl Int, 2013, 110(22): 387-393.

[38]   ICHIKAWA H, SUGIMOTO M, SUGIMOTO K, et al. Rapid metabolizer genotype of CYP2C19 is a risk factor of being refractory to proton pump inhibitor therapy for reflux esophagitis [J]. J Gastroenterol Hepatol, 2016, 31(4): 716-726.

[39]   MARTOS M, BUJANDA L, SALICIO Y, et al. Clarithromycin for first -line treatment of Helicobacter pylori infection after culture in high-resistance regions[J]. Eur J Gastroenterol Hepatol, 2014, 26(12): 1380-1384.

[40]   SHIOTA S, SUZUKI R, YAMAOKA Y. The significance of virulence factors in Helicobacter pylori[J]. J Dig Dis, 2013, 14(7): 341-349.

[41]   YAMAOKA Y. Mechanisms of disease: Helicobacter pylori virulence factors[J]. Nat Rev Gastroenterol Hepatol, 2010, 7(11): 629-641.

[42]   SHIM J H, YOON J H, CHOI SS, et al. The effect of Helicobacter pylori CagA on the HER-2 copy number and expression in gastric cancer[J]. Gene, 2014, 546(2): 288-296.

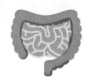
參考文獻

[43] LJUNG R, MARTIN L, LAGERGREN J. Oral disease and risk of oesophageal and gastric cancer in a nationwide nested case-control study in Sweden[J]. Eur J Cancer, 2011, 47(14): 2128-2132.

[44] TURATI F, PELUCCHI C, GUERCIO V, et al. Allium vegetable intake and gastric cancer: a case-control study and meta-analysis[J]. Mol Nutr Food Res, 2015, 59(1): 171-179.

[45] BENZON LARSEN S, VOGEL U, CHRISTENSEN J, et al. Interaction between ADH1C Arg(272)Gln and alcohol intake in relation to breast cancer risk suggests that ethanol is the causal factor in alcohol related breast cancer[J]. Cancer Lett, 2010, 295(2): 191-197.

[46] YODA Y, TAKESHIMA H, NIWA T, et al. Integrated analysis of cancerrelated pathways affected by genetic and epigenetic alterations in gastric cancer[J]. Gastric Cancer, 2015, 18(1): 65-76.

[47] CURRIER M B, NEMEROFF C B. Depression as a risk factor for cancer: from pathophysiological advances to treatment implications[J]. Annu Rev Med, 2014, 65: 203-221.

[48] AJANI J A, BENTREM D J, Besh S, et al. National Comprehensive Cancer Network. Gastric cancer, version2. 2013: featured updates to the NCCN Guideline [J]. J Natl Compr Canc Netw, 2013, 11(5): 531-546.

[49] CHOI K S, JUNG H Y, CHOI K D, et al. EMR versus gastrectomy

for intramucosal gastric cancer: comparison of long-term outcomes[J]. Gastrointest Endosc, 2011, 73(5): 942-948.

[50] CHIU P W, TEOH A Y, TO K F, et al. Endoscopic submucosal dissection(ESD)compared with gastrectomy for treatment of early gastric neoplasia: a retrospective cohort study[J]. Surg Endosc, 2012, 26(12): 3584-3591.

[51] CORREA P, PIAZUELO M B. The gastric precancerous cascade[J]. J Dig Dis, 2012, 13(1): 2-9.

[52] LAUWERS G Y, CARNEIRO F, GRAHAM D Y, et al. Gastric carcinoma[M]//Bosman FT, Carneiro F, Hruban RH, et al. WHO classification of tumours of the digestive system. 4thed. Lyon: IARC, 2010: 48-68.

[53] SHIKATA K, KIYOHARA Y, KUBO M, et al. A prospective study of dietary salt intake and gastric cancer incidence in a defined Japanese population: the Hisayama study[J]. Int J Cancer, 2006, 119(1): 196-201.

[54] LOH Y H, JAKSZYN P, LUBEN R N, et al. Nitroso compounds and cancer incidence: the European Prospective Investigation into Cancer and Nutrition(EPIC)-Norfolk Study[J]. Am J Clin Nutr, 2011, 93(5): 1053-1061.

[55] EOM B W, JOO J, KIM S, et al. Prediction Model for Gastric Cancer Incidence in Korean Populatoin[J]. PloS One, 2015, 10(7): e0132613.

[56] TANAKA S, TERASAKI M, KANAO H, et al. Current status and

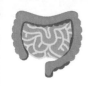

future perspectives of endoscopic submucosal dissection for colorectal tumors. Dig Endosc, 2012, 24(Suppl 1): 73-79.

[57]　SCHERNHAMMER E S, LEITZMANN M F, MICHAUD D S, et al. Cholecystectomy and the risk for developing colorectal cancer and distal colorectal adenomas[J]. Br J Cancer, 2003, 88(1): 79-83.

[58]　STEIN K, BOROWICKI A, SCHARLAU D, et al. Effects of synbiotic fermentation products on primary chemoprevention in human colon cells[J]. J Nutr Biochem, 2012, 23(7): 777-784.

[59]　SCHULZ M D, ATAY C, HERINGER J, et al. High － fat-diet-mediated dysbiosis promotes intestinal carcinogenesis independently of obesity[J]. Nature, 2014, 514(7523): 508-512.

[60]　IMPERIALE T F, RANSOHOFF D F, et al. Risk for colorectal cancer in persons with a family history of adenomatous polyps: a systematic review[J]. Ann Intern Med, 2012, 156(10): 703-709.

[61]　IMPERIALE T F. Aspirin and the prevention of colorectal cnacer[J] . N Engl J Med, 2003, 348: 879-880.

[62]　ROY H K, KAROLSKI W J. WALI R K, et al. The nonsteroidal anti-inflammatory drug, nabumetone, differentially inhibits beta-catenin signaling in the MIN mouse and azoxymethane-treated rat models of colon carcinogenesis[J]. Cancer Lett, 2005, 217: 161-169.

[63]　LEVY R. Sulindac in familial adenomatous polyposis[J]. N Engl J Med. 2002, 347: 615.

[64] YOKOE M, TAKADA T, MAYUMI T, et al. Japanese guidelines for the management of acute pancreatitis: Japanese Guidelines 2015 [J]. J Hepatobiliary Pancreat Sci, 2015, 22(6): 405-432.

[65] FURUSAWA Y, OBATA Y, FUKUDA S, et al. Commensal microbe-derived butyrate induces the differentiation of colonic regulatory T cells[J]. Nature, 2013, 504(7480): 446-450.

[66] MATRICON J, MELEINE M, GELOT A, et al. Review article: associations between immune activation, intestinal permeability and the irritable bowel syndrome[J]. Aliment Pharmacol Ther, 2012, 36(11-12): 1009-1031.

[67] ANDERSON J L, EDNEY R J, WHELAN K. Systematic review: faecal microbiota transplantation in the management of inflammatory bowel disease[J]. Aliment Pharmacol Ther, 2012, 36(6): 503-516.

[68] DIGNASS A, LINDSAY J O, STURM A, et al. Second European evidencebased consensus on the diagnosis and management of ulcerative colitis. Part 2: current management[J]. J Crohns Colitis, 2012, 6(10): 991-1030.

[69] ORLANDO A, RUSSO F. Retraction note to: intestinal microbiota, probiotics and human gastrointestinal cancers[J]. J Gastrointest Cancer, 2013, 44(4): 491.

[70] VA SIJEVIC T, SHAH N P, Probiotics-From Metchnikoff to bioactives[J]. International dairy journal, 2008, 18: 969-975.

[71] BENGMARK S. Colonic Food: Pre - and Probiotics[J]. American

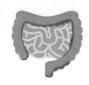

參考文獻

Journal of Gast roenterlolgy, 2006, 95: 5-7.

[72] WHELAN K, MYERS C E. Safety of probiotics in patients receiving nutritional support: a systematic review of case reports, randomized controlled trials, and nonrandomized trials[J]. Am J Clin Nutr, 2010, 91: 687-703.

[73] Center for Disease Control and Prevention. Detection of Enterobacteriaceae isolates carrying metallo-beta-lactamase-United States, 2010[J]. MMWR Morb Mortal Wkly Rep, 59(24): 750.

[74] ABE F, MUTO M, YAESHIMA T, et al. Safety evaluation of probiotic bifidobacteria by analysis of mucin degradation activity and translocation ability[J]. Anaerobe, 2010, 16(2): 131-136.

[75] FONG Y M, SUN R L, JARNAGIN W, et al. An anslysis of 412 cases of HCC at a western center[J]. Ann. Surg, 1999, 22(6): 79.

[76] CHUANG S C, LA VECCHIA C, BOFFETTA P. Liver cancer: descriptive epidemiology and risk factors other than HBV and HCV infection[J]. Cancer Lett 2009, 286: 9-14.

[77] LIM S G, MOHAMMED R, YUEN M F, KAO J H. Prevention of hepatocellular carcinoma in hepatitis B virus infection[J]. J Gastroenterol Hepatol 2009, 24: 1352-1357.

[78] LABBE G, PESSAYRE D, FROMENTY B. Drug -induced liver injury through mitochondrial dysfunction: mechanisms and detection during preclinical safety studies[J]. Fundam Clin

Pharmacol, 2008, 22: 335-353.

[79]   PESSAYRE D, MANSOURI A, BERSON A, et al. Mitochondrial involvement in drug-induced liver injury[J]. Handb Exp Pharmacol, 2010, 196: 311-365.

[80]   MENDY M E, WELZEL T, LESI O A, et al. Hepatitis B viral load and risk for liver cirrhosis and hepatocellular carcinoma in The Gambia, West Africa[J]. J Viral Hepat, 2010, 17(2): 115.

[81]   TERRAULT N A. Benefits and risks of combination therapy for hepatitis B[J]. Hepatology, 2009, 49(5 suppl): S 122 -128.

[82]   PAPADOPOULOS V P, CHRYSAGIS D N, PROTOPAPAS A N, et al. Peginterferon alfa-2b as monotherapy or in combination with lamivudine in patients with HBeAg-negative chronic hepatitis B: a randomized study[J]. Med Sci Monit, 2009, 15(2): CR 56 -61.

[83]   TERRAULT N A, BZOWEJ N H, CHANG K M, et al. AASLD guidelines for treatment of chronic hepatitis B [J]. Hepatology, 2016, 63 (1): 261-283.

[84]   SARIN S K, KUMAR M, LAU G K, et al. Asian-Pacific clinical practice guidelines on the management of hepatitis B: a 2015 update[J]. Hepatol Int, 2016, 10(1): 1-98.

[85]   MARTIN P, LAU D T, NGUYEN M H, et al. A treatment algorithm for the management of chronic hepatitis B virus infection in the United States: 2015 Update[J]. Clin Gastroenterol Hepatol, 2015, 13(12): 2071-2087.

[86]   SINGH A E, PLITT S S, OSIOWY C, et al. Factors associated with

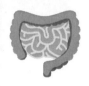

vaccine failure and vertical transmission of hepatitis B among a cohort of Canadian mothers and infants[J]. J Viral Hepat, 2011, 18: 468-473.

[87] CHU C M, LIAW Y F. Prevalence of and risk factors for hepatitis B viremia after spontaneous hepatitis B surface antigen seroclearance inhepatitis B carriers[J]. Clin Infect Dis, 2012, 54: 88-90.

[88] SEO S I, KIM H S, KIM W J, et al. Diagnostic value of PIVKA-II and alpha-fetoprotein in hepatitis B virus-associated hepatocellular carcinoma[J]. World J Gastroenterol, 2015, 21: 3928-3935.

[89] LAMPERTICO P, MAINI M, PAPATHEODORIDIS G. Optimal management of hepatitis B virus infection-EASL Special Conference[J]. J Hepatol, 2015, 63: 1238-1253.

[90] MITSUNOBU M, HIROSHI T, AKIYOSHI N. Endoscopic removal of heterotopic pancreas for the relief of symptoms[J]. The American Journal of Gastroenterology, 2002, 97(12): 3205-3206.

[91] HEATHCOTE E J, MARCELLIN P, BUTI M, et al. Three-year efficacy and safety of tenofovir disoproxil fumarate treatment for chronic Hep-atitis B[J]. Gastroenterology, 2011, 140: 132-143.

[92] BANKS P A, BOLLEN T L, DERVENIS C, et al. Classification of acute pancreatitis-2012: revision of the Atlanta classification and definitions by international consensus[J]. Gut, 2013, 62 (1): 102-111.

[93] ZAHEER A, SINGH V K, QURESHI R O, et al. The revised Atlanta classification for acute pancreatitis: updates in imaging terminology and guidelines[J]. Abdom Imaging, 2013, 38 (1): 125-136.

[94] BABU R Y, GUPTA R, KANG M, et al. Predictors of surgery in patients with severe acute pancreatitis managed by the step-up approach [J]. Ann Surg, 2013, 257(4): 737-750.

[95] VAN BAAL M C, BESSELINK M G, BAKKER O J, et al. Timing of cholecystectomy after mild biliary pancreatitis: a systematic review[J]. Ann Surg, 2012, 255 (5): 860-866.

後記

後記

　　半年前，我開始著手準備本書的創作，半年後，寫完最後一節內容，整個世界一下子變得非常安靜，我打開窗戶，看到無邊的夜色，恍然想到了四個字，塵埃落定。

　　著名作家法蘭茲・卡夫卡（Franz Kafka）曾說過，為了我的寫作，我選擇孤獨。

　　半年的時間裡，我查看了國內外上百萬字的醫學文獻，書海茫茫，字潮滾滾，我彷彿又回到了醫學生時代，對知識的渴望勝於一切，然後那些生動的文字在我的腦海裡不停跳躍，它們逐漸形成雛形，在漫長的時間裡，透過敲擊鍵盤，我將它們整理出來。

　　牛頓曾經說過，如果說我看得比別人更遠一些，那是因為我站在巨人的肩膀上。

　　我常常以此自勉，雖然科普圖書創作出來了，但是正因為那數百萬字的醫學文獻，正因為無數消化界前輩嘔心瀝血的研究成果，正因為借鑑與學習，正因為崇拜與思考，才孕育了這本書，並讓它有了科學性。

所以要感謝的人，真的很多很多。

　　首先，我要感謝消化界的同行和前輩，他們諸多研究非常精彩，正因為有了他們的努力，才讓我們這些臨床一線的醫生有了學習參考的醫學論文、著作、圖書、影片，甚至是更新很快的臨床指南，這些豐富的精神糧食，也讓我眼界大開，受益匪淺。

　　其次，我要感謝張宇老師，謝謝她給了我這一次施展才華的機會，讓我在科普創作上更上一層樓。半年的時間裡，無論在選題，還是書名，還是文章內容方面的修訂，她都給予了莫大的幫助和指導。

　　最後，我還要感謝為本書繪製了精彩插圖的璇子，感謝燒傷超人阿寶、科普作家雲無心、科普作家子琳對本書的傾情推薦，感謝蔡安烈院長和劉冰熔院長為本書傾情作序，正因有了你們，才讓本書更加出彩。

　　然後，寫完這些感謝的話後，我的眼眶突然溼潤了。

　　我很幸福，當我把要出版科普書的消息告訴我的朋友、老師時，他們說，什麼時候出版，我們一定都來買，彬彬寫的科普，一定要看。

　　在寫此書之前，其實我已經累計發表了上百萬字的科普文章，我在網路上開通了官方帳號、粉絲專頁，成立了自己的新

後記

媒體，有了自己的粉絲群。

很多患者經我診治，然後也讀過我的科普文章，我很慶幸，自己的努力能為他們帶來科學的健康知識，讓他們知道了如何認識疾病、預防疾病和對待疾病，在交流心得的同時，我和很多患者也都成了很好的朋友。

記得一位患者曾對我說過，寫科普文章真的很不容易。

身為一名臨床一線醫生，每天都有大量的工作要做，查房、開醫囑、寫病歷、醫患溝通、處理危急重症患者。除了要堅持天天查房，我們還要輪夜班，對醫生來說，時間真的很寶貴。寫科普文章要擠出時間，即便再累再忙也要寫，為什麼？就是因為優秀的科普文章能夠讓更多的人得到幫助。

就像一種常見的消化道疾病的預防和治療，你和患者面對面，能花半個小時完全說清楚就很不錯了，但如果你理論結合實際，透過生動的語言將它們記錄下來，想想看，一篇點擊達到「10萬＋」的科普文章，又能讓多少人獲益？而你的患者，在出院後依然可以看到你的文章，採取正確的預防措施，從而遠離疾病的困擾，他會覺得你這樣的醫生真的很可靠。

正因科普的重要，所以它越來越受歡迎，科普可以幫助更多的人，也可以快速消滅更多的謠言，讓一些居心叵測者原形畢露，正因如此，科普在很多醫院都備受重視。

在本書創作完之後，我的眼淚灑滿鍵盤，有苦有樂、有酸有甜，它並非一種味道，所以才會讓我如此刻骨銘心，我看著這些規整的文字，在半年的時間裡，我賦予了它們生命，這眼淚，便是為生命而流。

　　當然，世界上尚無十全十美的傑作，即便我對每一篇科普文章都認真備至，但依然難以保證它們的完美無瑕。醫學領域科學研究進展非常快，每天都會出現很多新內容及新的研究成果，所以書中難免會有觀點落後甚至出錯的地方，也請更多的同行、朋友、老師給予指正，不勝感激。

丁彬彬

電子書購買

國家圖書館出版品預行編目資料

沒來由的病痛，腸也知道答案：阿斯匹靈能防
癌？肝膽排石是否可靠？胰臟竟然會自殘？來一
場消化系統的科普之旅 / 丁彬彬著 . -- 第一版 .
-- 臺北市：崧燁文化事業有限公司，2022.05
　面；　公分
POD 版
ISBN 978-626-332-359-9(平裝)
1.CST: 消化系統疾病 2.CST: 胃腸疾病 3.CST:
保健常識
415.5　　 111006758

沒來由的病痛，腸也知道答案：阿斯匹靈能防癌？肝膽排石是否可靠？胰臟竟然會自殘？來一場消化系統的科普之旅

臉書

作　　　者：丁彬彬
編　　　輯：柯馨婷
發 行 人：黃振庭
出 版 者：崧燁文化事業有限公司
發 行 者：崧燁文化事業有限公司
E - m a i l：sonbookservice@gmail.com
粉 絲 頁：https://www.facebook.com/sonbookss/
網　　　址：https://sonbook.net/
地　　　址：台北市中正區重慶南路一段六十一號八樓 815 室
Rm. 815, 8F., No.61, Sec. 1, Chongqing S. Rd., Zhongzheng Dist., Taipei City 100,
Taiwan
電　　　話：(02) 2370-3310　　傳　　　真：(02) 2388-1990
印　　　刷：京峯彩色印刷有限公司 (京峰數位)
律師顧問：廣華律師事務所 張珮琦律師

定　　　價：370 元
發行日期：2022 年 05 月第一版
◎本書以 POD 印製